1日1400kcal以下の
おいしい 満腹ダイエットごはん

今泉久美

料理研究家／女子栄養大学 栄養クリニック 特別講師

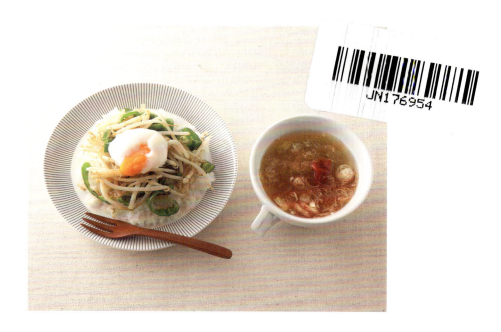

朝日新聞出版

食事を減らすコトが、
ダイエットではありません。

太る原因は、カツ丼みたいに油っこくって
ボリュームのあるもの、ケーキみたいに甘〜いもの、と思い込んでいませんか？
確かにこれらの高カロリー食品ばかりの**とり過ぎは肥満のモト**です。
だけど食べないコト＝やせるコトでは、決してありません。
食事を減らせば、摂取カロリーを抑えるコトができますが、
体についた**脂肪を燃やすために必要な**
大事な栄養素も不足します。結果、代謝が悪く、
脂肪が燃えにくい、やせにくい体になってしまうのです。

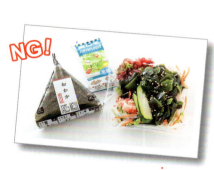

「太りたくないから」といって、
ランチはコンビニの野菜サラダ（＋ノンオイルドレッシング）と
おにぎり１個だけ。というのは、典型的なＮＧパターン。
カロリー、たんぱく質、脂質が不足しています。
たんぱく質素材の入ったサラダにしたり、
ヨーグルトをプラスしましょう。

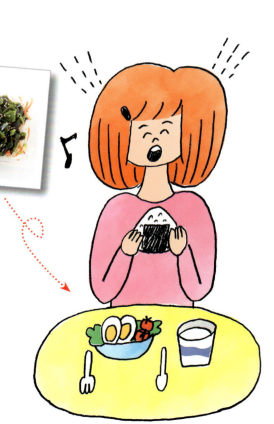

ダイエットに欠かせない組み合わせ

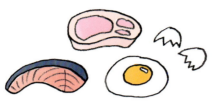

たんぱく質を多く含む食材
[筋肉、皮膚、臓器、骨、血液を作る]
肉類、魚介類、卵、豆製品、乳製品

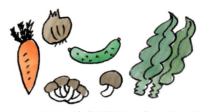

ビタミン、ミネラル、食物繊維を多く含む食材
[体の調子を整え、代謝を促す]
野菜、海藻、きのこ

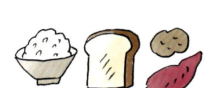

炭水化物を多く含む食材
[体や脳を活発に動かし、全身のエネルギー源となる]
ご飯、パン、麺類、砂糖、いも類

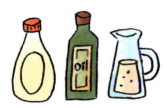

脂質を多く含む食材
[ビタミンの吸収をアップしたり、腹もちをよくしたりする]
油脂、マヨネーズ、ドレッシングなど

たとえば、朝食なら……

トースト＆コーヒーだけでは、とれる栄養素はほぼ炭水化物のみ。栄養バランスが悪く、おなかもすぐにすいてしまいます。

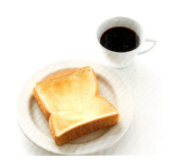

材料
食パン（4枚切り）…1枚
バター…小さじ2
コーヒー…1カップ

1人分306kcal
塩分1.4g

→

食パンを6枚切りにし、ゆで卵、プチトマトを添え、コーヒーをカフェオレにするだけで、栄養バランスはぐっとアップ。しかもヘルシー！

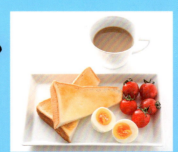

材料
食パン（6枚切り）…1枚
バター…小さじ1
ゆで卵…1個
プチトマト…5個
コーヒー…¾カップ
牛乳…大さじ3

1人分317kcal
塩分1.1g

食事を変えれば、美肌になるし、腸美人になるし、プチ不調も解消！そしてキビキビと動ける、前向きな気持ちを作ります！

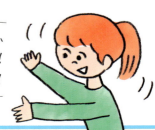

これだけは守りたい！
ダイエットの**お約束**

「ダイエットを始めたいけど、面倒な勉強はイヤ」という方は、まずこの5つのルールをしっかりと守ってください。
そしてこの本に掲載した料理を作って食べれば、きっと納得のボディが手に入れられるはずです。
「もっと知識を身につけたい」という方は、ダイエットQ&A（p136〜150）をチェックしてみましょう。

ルール・その1

1日、1400kcalを目安に頑張り過ぎない。

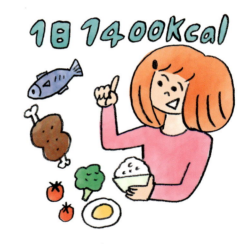

　摂取カロリーが少ない食事を続けると、体は生命の危機を感じ、少ないカロリーでも何とかまかなおうとし始めます。つまり、少ない食事でも生きていけるような体質に変わってしまうのです。そんな状態でふつうの食事に戻すと、体は待ち構えていたように食べたものを一気に吸収し、体に脂肪がつきやすくなります。
　ダイエットの目的は、正しい食べ方を身につけて、健康な体になること。1日1400kcalの栄養バランスのよい食事をとり、頑張り過ぎない健康的なダイエットを始めましょう。

ルール・その2

毎日の体重と食事をチェック！

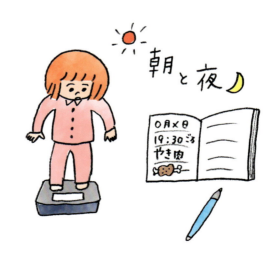

　朝は起床後のトイレのあと、夜はトイレをすませた就寝前に、毎日同じタイミングで体重をはかりましょう。それとともに、何時ごろどこで誰と食べたかなどを記した食事記録をつけるのがおすすめです。ダイエットのモチベーションが上がり、食べ過ぎを防ぐこともできます。今まで、どんなダイエットをしても続かなかった人も、ぜひ試してみましょう。

ルール・その3

手作りの食事を基本にする。

　自分で料理を作れば、ダイエットに必要な食材や調味料の量が把握でき、カロリーコントロールがしやすくなります。また、食材の選び方や食べ方のコツが次第にマスターできる利点も。一方、外食は油や塩分の量が多いものがほとんどで、ついもったいないからとぺろりと食べてしまいがちです。できれば外食は、週に1〜2回程度に抑えましょう。

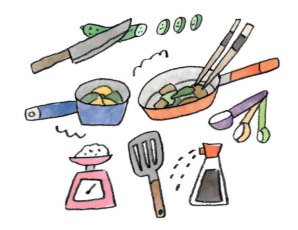

ルール・その4

1日3食、ほぼ同じ時間にとる。

　規則正しい3回の食事は生活にリズムを作り、自律神経を整えて代謝をアップする効果があります。食べたものの総カロリーを減らそうとして、食事を抜いたりするのは絶対にNG。食事と食事の時間があき過ぎると、体は飢餓状態を感じ、食べたものを体内に脂肪として蓄えようとします。また、空腹感からどか食いをしてしまう原因にも。すると血糖値が急上昇し、体にも負担をかけてしまうので注意しましょう。

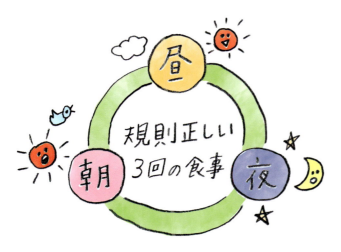

ルール・その5

野菜は1日たっぷり350gとる。

　ダイエットに欠かせない食材は野菜と言っても過言ではありません。脂肪を燃やすために必要なビタミン、ミネラル、食物繊維の宝庫です。1日に必要な量は350g。そのうち緑黄色野菜を1/3（約120g）、残りを淡色野菜でとります。そのほか、いも類は100g、きのこ、海藻、こんにゃく類を合わせて100gとりましょう。

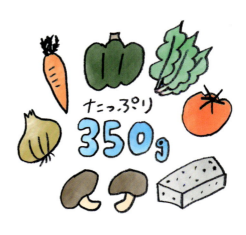

CONTENTS

食事を減らすコトが、
ダイエットではありません。……………… 2
これだけは守りたい！
ダイエットのお約束 ……………………… 4
1日1400kcalの食事のとり方 …………… 8

PART1

きちんと食べて、生活にリズムをつけて。
朝食350kcal以下

【クイックごはん献立】
目玉焼き丼献立 …………………………… 12
長いものせ納豆丼献立 …………………… 13
温泉卵のっけご飯献立 …………………… 14
ハムと小松菜の洋風雑炊献立 …………… 15

【充実パン&シリアル献立】
卵マヨのっけトースト献立 ……………… 16
ウインナとコーンのチーズトースト献立 … 17
豆乳フレンチトースト献立 ……………… 18
シリアルのナッツ+ヨーグルトかけ献立 … 19

【作りおき汁もの】
豆腐、ごぼう、にんじんのみそ汁 ……… 20
ハムとれんこんのカレースープ／
厚揚げとしめじのみそ汁 ……………… 21
ウインナとかぶのスープ／簡単豚汁 …… 22
豚肉とザーサイの春雨スープ／
ツナとポテトのトマトスープ ………… 23

【ソッコー朝食】
バナナ+牛乳／ゆで卵+ソルトクラッカー+
トマトジュース ………………………… 24
キウイ+加糖ヨーグルト／プチトマト+
三角チーズ+おかかのおにぎり／
甘栗+カフェオレ ……………………… 25

PART2

できれば、手作りの食事が理想的。
昼食450kcal以下

【完璧おうちごはん】
ひき肉のキムチチャーハン献立 ………… 36
焼き肉丼献立 ……………………………… 37
まぐたく丼献立 …………………………… 38
あじのなめろうずし献立 ………………… 39
ひき肉ともやしのドライカレー献立 …… 40
ハムとブロッコリーのリゾット献立 …… 41
ささ身とほうれん草のパスタ献立 ……… 42
豚肉と野菜のあんかけうどん献立 ……… 43
牛肉とにらのオイスター焼きそば献立 … 44
具だくさんつけそば献立 ………………… 45

【15分弁当】
めかじきの照り焼き弁当 ………………… 46
鮭フレーク入り卵焼き弁当 ……………… 47
豚肉となすのケチャップ炒め弁当 ……… 48
チキンと野菜のカレー炒め弁当 ………… 49
ひき肉と野菜の焼きうどん弁当 ………… 50
ナポリタン弁当 …………………………… 51
ハムと野菜のベーグルサンド弁当 ……… 52
ツナマヨとチーズのマフィンサンド弁当 … 53

【外食のとり方アドバイス】
コンビニでは
サラダ+鮭おにぎり+加糖ヨーグルト+お茶
………………………………………………… 54
テイクアウト弁当では 幕の内弁当 …… 55
そば屋では
肉そば+わかめと長ねぎのトッピング … 56
中華料理屋では 肉野菜炒め定食 ……… 57
和食屋では お刺し身定食 ……………… 58
ファミレスでは 和風ハンバーグセット … 59

PART3

おいしい、ヘルシー、簡単に作れます。
夕食600kcal以下

【250kcal以下　メインおかず】
■鶏肉で
ささ身の2色ごま焼き …………………… 68
ささ身のマヨネーズソテー ……………… 69
鶏肉とブロッコリーの塩炒め …………… 70
鶏肉のピカタ ……………………………… 71
鶏肉のカレー焼き ………………………… 72
鶏肉と野菜のレモン蒸し ………………… 73
■豚肉で
豚しゃぶサラダ …………………………… 74
豚肉の香味野菜巻き ……………………… 75
豚肉のしょうが焼き ……………………… 76
豚肉、卵、もやし炒め …………………… 77
豚肉の粒マスタードチーズ焼き ………… 78
豚ヒレフライ ……………………………… 79
■牛肉で
ステーキサラダ …………………………… 80
牛肉とパプリカのオイスター炒め ……… 81
牛肉と里いものごまみそ煮 ……………… 82
牛肉と青梗菜のピリ辛炒め ……………… 83
牛肉とブロッコリーのケチャップ煮 …… 84
ゆで牛肉、にら、えのきのしゃぶしゃぶサラダ
………………………………………………… 85
■ひき肉で
みそ味ひき肉じゃが ……………………… 86
キャベツ入りハンバーグ ………………… 87
ひき肉の玉ねぎサンド焼き ……………… 88
れんこん入りひき肉の水ギョーザ ……… 89
えのきと青梗菜のひき肉あんかけ ……… 90
ひき肉と高菜の中華炒め ………………… 91

この本の使い方

★ 材料表に記した重量はすべて正味の分量（実際に食べる量＝野菜の皮をむいたり、種を取り除いたりした重量）です。
★ レシピに表示した大さじ1＝15mℓ、小さじ1＝5mℓ、1カップ＝200mℓです。
★ 塩は自然塩（小さじ1＝塩分5g）を使用しています。★塩分が0.1g以下のものは、塩0gと表記しています。
★ 梅肉は塩分15%のものを使用しています。
★ フライパンは、特に記してない以外は直径22〜24cm、フッ素樹脂加工のものを使用しています。
★ 電子レンジの加熱時間は、出力600Wの場合。500Wの場合は1.2倍にして加熱してください。なお、機種や気候によって多少異なることがあります。

■魚介で
かつおのカルパッチョ ……………… 92
まぐろと長いものキムチ炒め ……… 93
あじの中華風刺し身 ………………… 94
いわしのソテー フレッシュトマトソース ……… 95
さばのごま塩焼き …………………… 96
めかじきと野菜のカシューナッツ炒め ……… 97
鮭のマヨパン粉焼き ………………… 98
たらと野菜のホイル焼き …………… 99
あさりと厚揚げの蒸し煮 …………… 100
たこ、ベーコン、プチトマトの炒めもの ……… 101

■大豆製品で
ゴーヤーチャンプルー ……………… 102
洋風いり豆腐 ………………………… 103
豆腐ステーキ ………………………… 104
肉豆腐 ………………………………… 105
大豆、ソーセージ、野菜のピリ辛炒め ……… 106
おから、ちくわ、にんじんのいり煮 ……… 107

【100kcal以下　サブおかず①】
ブロッコリーとじゃこの炒めもの／
　長いもの梅あえ …………………… 108
なすのおかか風味／じゃがいもとピーマンの
　オイスター炒め …………………… 109
きゅうりとコーンのマヨあえ／
　水菜と油揚げの煮もの …………… 110
じゃがいもの甘辛煮／
　ごぼうとにんじんのきんぴら …… 111
かぶの黒ごまあえ／
　里いもときゅうりのわさびマヨあえ ……… 112
青梗菜のザーサイ炒め／玉ねぎの梅炒め
　……………………………………… 113
ゴーヤーと桜えびの炒めもの／
　白菜とにんじんのコールスローサラダ ……… 114
長いものタラモサラダ／
　キャベツとさつま揚げのめんつゆ煮 ……… 115
なすと厚揚げのみそ汁／
　長いもといんげんのみそ汁 ……… 116

れんこんと豆腐のごまみそ汁／
　にら、豚肉、キムチのみそ汁 …… 117
里いもと小松菜のみそ汁／
　じゃがいもと玉ねぎのみそ汁 …… 118
絹さやと油揚げのみそ汁／かぼちゃのみそ汁
　……………………………………… 119
レタス入りミルクスープ／
　おからのカレースープ …………… 120
きのこ入り春雨スープ／
　カリフラワーとベーコンのスープ ……… 121
わかめとひき肉のスープ／
　じゃがいもとひき肉のスープ …… 122
大根とあさり缶のスープ／
　キャベツとトマトのスープ ……… 123

【50kcal以下　サブおかず②】
青梗菜のごまめんつゆあえ／
　にんじんのナムル ………………… 124
豆苗のにんにく炒め／
　オニオンスライスの鮭フレークあえ ……… 125
キャベツの粒マスタードあえ／
　トマトと青じそのレモンあえ …… 126
カリフラワーのピクルス／
　ピーマンのおかかじょうゆ ……… 127
ズッキーニの塩昆布あえ／
　ほうれん草のしらすあえ ………… 128
セロリのはちみつレモン漬け／
　アスパラガスとちくわのさっと煮 ……… 129
ブロッコリーのおひたし／
　大根とかにかまのサラダ ………… 130
ちぎりレタスのおかかサラダ／
　たたききゅうりの黒ごまあえ …… 131
小松菜と油揚げのポン酢あえ／
　かぶのオリーブ油あえ …………… 132
いんげんのオイスターマヨあえ／
　なすのたらこあえ ………………… 133
にらとハムの辛子あえ／白菜のさっと煮 … 134
オクラののりのつくだ煮あえ／
　もやしのザーサイあえ …………… 135

PART4

健康的にやせるために知っておきたい、基礎知識

ダイエットQ&A

そもそもダイエットって
　何kgやせたらいいの？ …………… 136
ダイエットをするのに、
　何から始めたらいいかしら？ …… 137
「朝食をとることが大事」と聞きますが、
　朝はボーッとして頭も体も動きません。… 138
肉や魚を選ぶときのポイントは？ … 140
素材の量をいちいちはかるのが、面倒。
　目分量で作ってはダメ？ ………… 142
濃い味つけが、ダイエットに
　よくないって本当？ ……………… 143
1日に必要な野菜ってどのくらいですか？ …… 144
ご飯が大好き。つい食べ過ぎてしまいます。… 145
夕食が遅くなってしまうときは、
　どうしたらいいの？ ……………… 146
やせやすい料理の食べ方の順番ってあるの？… 147
「ラーメンはダイエットの大敵」と言われますが、
　どうしてもやめられません。 …… 148
正月太りをしてしまいました。
　何から始めたらいいかしら？ …… 148
運動が苦手な私でも、できるものはありますか？… 149
おやつがなかなかやめられません。……… 150
お酒はどのくらいが適量ですか？ ……… 150

あまったカロリーで食べられます。

30kcal以下の作りおきおかず

【きのこで】……………………………… 26
【海藻で】………………………………… 28
【こんにゃく類で】……………………… 30
【野菜で】………………………………… 32

80kcal以下の手作りおやつ ……60
50kcal以下のお手軽おやつ ……62

食品のカロリー・塩分 ………………… 151
カロリー・塩分つきINDEX …………… 154

1日1400kcal以下の食事のとり方

PART1
朝食 350kcal以下

朝食01〜20の中から1品を選びます。

たとえば、クイックごはん献立なら

朝食 03 温泉卵のっけご飯献立　336kcal　塩分2.1g

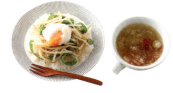

or

たとえば、充実パン&シリアル献立なら

朝食 05 卵マヨのっけトースト献立　339kcal　塩分1.9g

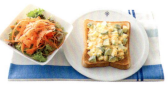

or

たとえば、作りおき汁ものなら

朝食 13 簡単豚汁+ご飯　344kcal　塩分1.5g

or

たとえば、ソッコー朝食なら

朝食 16 バナナ+牛乳　223kcal　塩分0.2g

＋

PART2
昼食 450kcal以下

昼食01〜18の中から1品を選びます。

たとえば、おうちごはんなら

昼食 03 まぐたく丼献立　430kcal　塩分2.3g

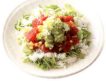

or

たとえば、15分弁当なら

昼食 16 ナポリタン弁当　444kcal　塩分2.0g

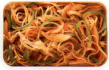

〈外食のとり方アドバイス※〉
昼食19〜24の中から1品を選びます。

たとえば、和食屋なら

昼食 23 お刺し身定食　456kcal　塩分3.3g

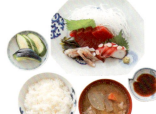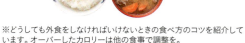

※どうしても外食をしなければいけないときの食べ方のコツを紹介しています。オーバーしたカロリーは他の食事で調整を。

健康的にきれいにやせるための、1日1400kcal以下の食事のとり方の例です。さまざまなケース別に紹介しているので、自分のライフスタイルに合ったものをチョイスしてください。ダイエットの基本は、PART4（p136〜150）を参照。

PART3
夕食 600kcal以下

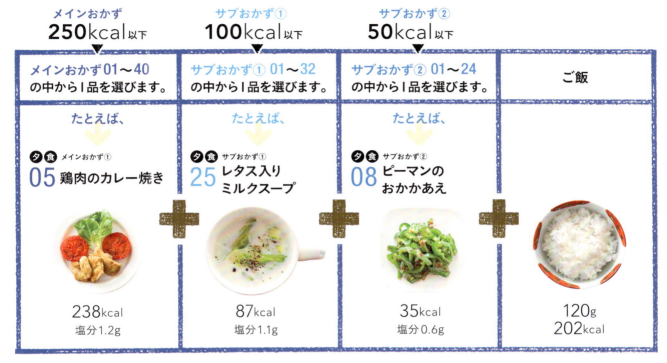

メインおかず 250kcal以下	サブおかず① 100kcal以下	サブおかず② 50kcal以下	
メインおかず 01〜40 の中から1品を選びます。	サブおかず① 01〜32 の中から1品を選びます。	サブおかず② 01〜24 の中から1品を選びます。	ご飯
たとえば、 夕食 メインおかず① 05 鶏肉のカレー焼き 238kcal 塩分1.2g	たとえば、 夕食 サブおかず① 25 レタス入りミルクスープ 87kcal 塩分1.1g	たとえば、 夕食 サブおかず② 08 ピーマンのおかかあえ 35kcal 塩分0.6g	120g 202kcal

= **562kcal** 塩分**2.9g**

あまったカロリーで食べられます。

この本で紹介している料理は、設定したカロリーよりも低いものがほとんどです。
たとえば、朝食なら142kcal〜350kcal。
昼食なら431kcal〜450kcal（外食を除く）。
なので、すべての料理を組み合わせると、1日の総摂取カロリーが、1400kcalよりも少なくなります。
あまったカロリー＝食べてもいい分は、右からチョイスすることができます。

あまったカロリーで 01〜20
30kcal以下の作りおきおかず

あまったカロリーで 21〜23
80kcal以下の手作りおやつ

あまったカロリーで 24〜28
50kcal以下のお手軽おやつ

PART1

きちんと食べて、生活にリズムをつけて。
朝食 350kcal 以下

ご飯をしっかり食べたい人の
クイックごはん献立

たとえば、p12

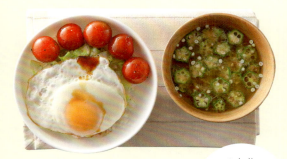

1人分 TOTAL 350kcal 塩分2.0g

朝食 01 目玉焼き丼献立

ご飯が主役の献立です。
どれも身近な素材で簡単＆スピーディーに作れます。

朝は、パンやシリアルが食べたい人に
充実パン＆シリアル献立

たとえば、p17

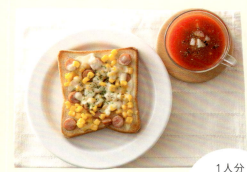

1人分 TOTAL 343kcal 塩分1.7g

朝食 06 ウインナとコーンの
チーズトースト献立

人気のピザトーストやフレンチトースト、
シリアルを使ったおしゃれな献立です。

「忙しいから」「時間がないから」といって
朝食を抜くのは、絶対にNG。
昼食までの時間があき過ぎると、体は食べたものを
脂肪として蓄積したり、どか食いの原因にもなりかねません。
食欲がなくても、「**何かを口にする習慣**」を身につけることが大切。
ここでは、ご飯献立、パン＆シリアル献立、作りおき汁もの、
ソッコー朝食の4パターンを紹介します。**好みのものをチョイス**しましょう。

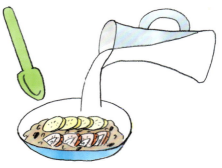
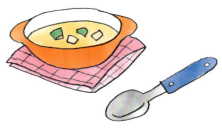

朝は、温めるだけでOK
作りおき汁もの

たとえば、p21

1人分 TOTAL 332kcal 塩分2.1g

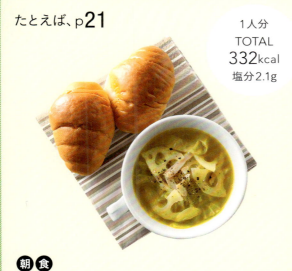

朝食 10
ハムとれんこんの
カレースープ＋ロールパン

時間のあるときに作っておける、和、洋、中の汁ものを紹介。
好みの主食を組み合わせて。

とにかく時間がない人は
ソッコー朝食

たとえば、p24

1人分 TOTAL 198kcal 塩分1.1g

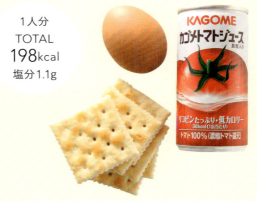

朝食 17
ゆで卵＋ソルトクラッカー＋
トマトジュース（食塩添加）

自分で作らなくても、コンビニで買うことができる簡単朝食。
栄養バランスよく組み合わせて。

あっという間に作れて、バランスよし。クイックごはん献立

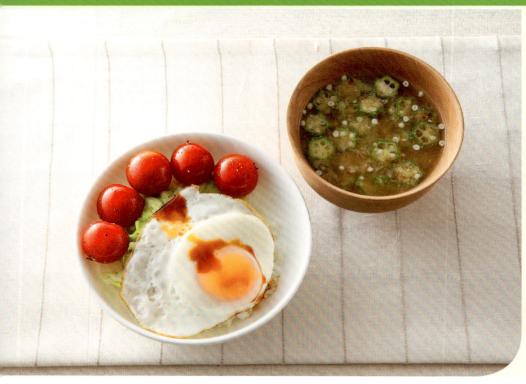

朝食 01

1人分 TOTAL **350kcal** 塩分2.0g

目玉焼きにたっぷり野菜を添えて大満足。しょうが入りのみそ汁で代謝もアップ。

目玉焼き丼献立

DIET POINT!
食べごたえのある野菜をご飯に添えて、ボリュームアップ。ビタミン、ミネラル、食物繊維などもおいしくとれます。

材料（1人分）と下ごしらえ

目玉焼き丼　320kcal　塩分0.9g

温かいご飯
…茶碗軽く1杯分（120g）

卵…1個

キャベツ…小1枚（30g）
葉と芯に切り分ける。葉は4cm長さ、1cm幅に切り、芯は薄切りにする。

プチトマト…5個（50g）
へたを取り除く。

● オリーブ油…小さじ½、塩…ごく少々（0.3g）、粗びき黒こしょう…少々、しょうゆ…小さじ½

オクラのみそ汁　30kcal　塩分1.1g

オクラ…1本（10g）
塩少々（分量外）をまぶしてこすり、水洗いをする。へたを落として薄い小口切りにする。

しょうが…⅔かけ
皮をむいてすりおろす。

削り節…½パック弱（2g）

● みそ…大さじ½（9g）、熱湯…¾カップ

目玉焼き丼を作る

1 器にご飯を盛っておく。フライパンにオリーブ油を熱し、卵を割り入れる。フライパンのあいているところにキャベツ、プチトマトを入れる。

2 キャベツを混ぜながら炒め、塩、粗びき黒こしょうをふる。プチトマトは全体に軽く火を通す。ご飯全体にキャベツをのせ、プチトマトを添える。

3 フライパンにふたをして1分ほど卵を蒸し焼きにし、取り出してキャベツにのせる。しょうゆをかける。

オクラのみそ汁を作る

4 器にみそ、しょうが、削り節を入れて混ぜる。熱湯を注いで溶き混ぜ、オクラを加える。

「朝からしっかりと白いご飯を食べて、バリバリ働いたり、勉強をしたい」という人に、打ってつけのメニュー。とびっきり簡単だけど栄養バランス満点、腹もちも抜群です。

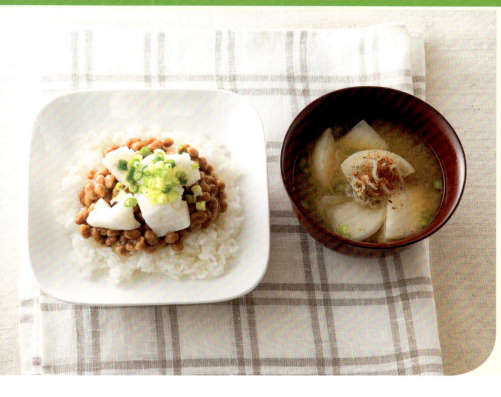

朝食 02

1人分 TOTAL
342kcal
塩分1.8g

サクサクの長いもが、楽しい一品です。じゃこのうまみを生かしたみそ汁を添えて。

長いものせ
納豆丼献立

DIET POINT!
みそ汁のかぶは、少しかために煮て歯ごたえを残すと、食べごたえがアップします。ビタミン、ミネラル豊富な葉も必ず加えましょう。

PART1 朝食 クイックごはん献立 01 02

材料（1人分）と下ごしらえ

長いものせ納豆丼　304kcal　塩分0.5g

温かいご飯
…茶碗軽く1杯分(120g)

納豆…1パック(40g)

長いも…1.5cm(30g)
皮をむいてポリ袋に入れ、すりこ木などでたたく。

万能ねぎ…1本
小口切りにする。

● 納豆に添付のたれ、辛子…各1袋

じゃことかぶのみそ汁　38kcal　塩分1.3g

ちりめんじゃこ
…大さじ½(2.5g)

かぶ…小1個(70g)
皮をつけたまま、八つ割りにする。

かぶの葉…10g
5mm幅に切る。

● 水…¾カップ、みそ…大さじ½(9g)、七味唐辛子…少々

長いものせ納豆丼を作る

1 器にご飯を盛っておく。納豆にたれ、辛子を加えて混ぜ、ご飯にのせる。長いもをのせて万能ねぎを散らす。

じゃことかぶのみそ汁を作る

2 小鍋にちりめんじゃこ、水、かぶを入れて中火にかける。煮立ったらアクを取り除き、ふたをして弱火で1〜2分煮る。

3 ふたを取って弱めの中火にし、かぶの葉を加えてみそを溶き入れてさっと煮る。器に盛って七味唐辛子をふる。

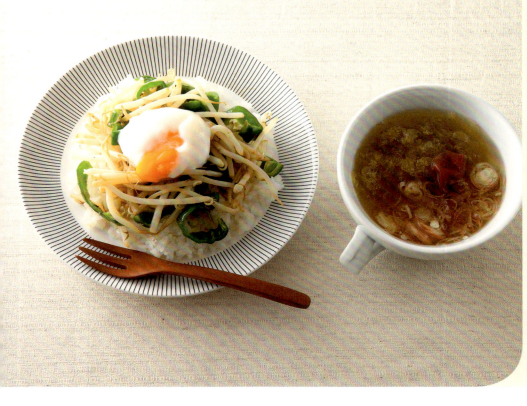

朝食 03

1人分
TOTAL
336kcal
塩分2.1g

市販の温泉卵を使ってお手軽&スピーディー。しゃきしゃき野菜の口当たりも美味。

温泉卵
のっけご飯献立

DIET POINT!
平皿に盛ると、全体量が多く感じられるので見た目の満足感も得られます。スープは梅肉の酸味で味にメリハリをつけるのも、ポイント。

材料(1人分)と下ごしらえ

温泉卵のっけご飯　　325kcal　　塩分1.1g

温かいご飯
…茶碗軽く1杯分(120g)

温泉卵(市販品)…1個

ピーマン…1個(30g)
縦半分に切ってへたと種を取り除き、横に1cm幅に切る。

もやし…⅓袋(70g)
洗って水けをきる。

● オリーブ油…小さじ¾、
調味用[塩…ごく少々(0.5g)、こしょう…少々、しょうゆ…小さじ½]

おぼろ昆布とみょうがのめんつゆスープ　　11kcal　　塩分1.0g

おぼろ昆布…2g
粗くちぎる。

みょうが…1個(15g)
薄い輪切りにする。

梅肉…小さじ½

● めんつゆ(市販品・3倍濃縮タイプ)…小さじ1、熱湯…¾カップ

温泉卵のっけご飯を作る

1 器にご飯を盛っておく。フライパンにオリーブ油を中火で熱し、ピーマン、もやしの順に加えて1分ほど炒める。

2 全体に油が回ったら、調味用の材料を加えてさっと炒め合わせ、ご飯にのせる。温泉卵を割り入れる。

おぼろ昆布とみょうがの
めんつゆスープを作る

3 器におぼろ昆布、みょうが、梅肉、めんつゆを入れ、熱湯を注ぐ。

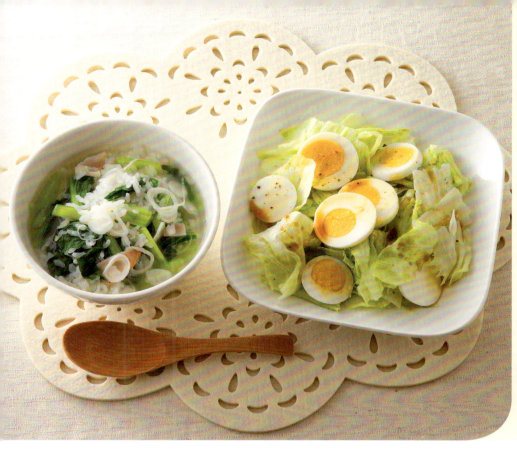

朝食 04

1人分
TOTAL
342kcal
塩分2.3g

食欲がないときでも、さらりと食べられます。疲れたときや胃もたれを感じたときに。

ハムと小松菜の洋風雑炊献立

DIET POINT!
サラダのドレッシングには、サラダ油を使うこと。腹もちがよくなり、雑炊の小松菜に含まれるカロテンの吸収力もアップします。

PART1 朝食 クイックごはん献立 03 04

材料(1人分)と下ごしらえ

ハムと小松菜の洋風雑炊　237kcal　塩分1.6g

温かいご飯
…茶碗軽く1杯弱分(100g)

ロースハム…1枚(15g)
半分に切ってから、1cm幅に切る。

長ねぎ…¼本(25g)
薄い小口切りにする。

小松菜…小2株(50g)
根元に十文字の切り目を入れ、2cm幅に切る。

● スープ[水…¾カップ、洋風スープの素(固形・チキン)…½個、酒…大さじ1、こしょう…少々]

ゆで卵とレタスのサラダ　105kcal　塩分0.7g

ゆで卵*…1個
殻をむき、スライサーなどで5mm幅の輪切りにする。
＊作る場合は、鍋に卵とかぶるくらいの水を入れ、中火にかける。菜箸で静かに転がし、沸騰したら弱火にして10分ほどゆでる。

レタス…2枚(60g)
一口大にちぎる。

● ドレッシング
[サラダ油…小さじ½、ポン酢しょうゆ…小さじ1、粗びき黒こしょう…少々]

ハムと小松菜の洋風雑炊を作る

1 小鍋にスープの材料を入れて中火にかける。煮立ったらご飯、小松菜を加え、1分30秒ほど煮る。ハム、長ねぎを加えてさっと煮、器に盛る。

ゆで卵とレタスのサラダを作る

2 器にゆで卵、レタスを盛り合わせる。

3 小さなボウルにドレッシングの材料を入れて混ぜ、**2**にかける。

充実パン&シリアル献立

野菜やフルーツをしっかり添えて。

朝食 05

1人分 TOTAL
339kcal
塩分1.9g

カロリー、塩分オーバーにならないようにマヨネーズ、油、塩の量をきちんと守って。

卵マヨのっけトースト献立

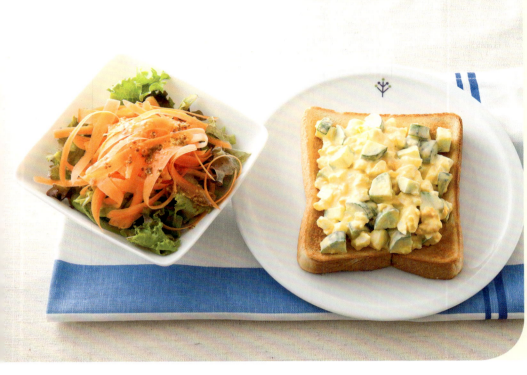

DIET POINT!
食パンはトーストするとかみごたえがアップし、香ばしさも加わります。たっぷりの生野菜を添えて、ビタミン類をゲットしましょう。

材料(1人分)と下ごしらえ

卵マヨのっけトースト　289kcal　塩分1.5g

食パン(6枚切り)…1枚(60g)

ゆで卵＊…1個
フォークで粗くつぶす。
＊作る場合は、鍋に卵とかぶるくらいの水を入れ、中火にかける。菜箸で静かに転がし、沸騰したら弱火にして10分ほどゆでる。

きゅうり…½本(50g)
四つ割りにしてから、5mm幅に切る。

● 調味用[マヨネーズ…小さじ2、塩…ごく少々(0.3g)、こしょう…少々]

ベビーリーフとにんじんのサラダ　50kcal　塩分0.4g

ベビーリーフ…小⅔パック(20g)
洗って水けをふく。

にんじん…30g
長いまま皮をむき、ピーラーで細長い薄切りにする。

● ドレッシング[酢…小さじ1、オリーブ油…小さじ½、粒マスタード…小さじ½、塩…ごく少々(0.3g)]

卵マヨのっけトーストを作る

1 食パンはトースターで2〜3分焼く。ボウルにゆで卵、きゅうり、調味用の材料を入れて混ぜ、食パンにのせる。

ベビーリーフとにんじんのサラダを作る

2 器にベビーリーフを盛って、にんじんをのせる。

3 小さなボウルにドレッシングの材料を入れて混ぜ、2にかける。

トースト＋コーヒーや、シリアルに牛乳をかけただけでは、栄養面がいまいち。
野菜やフルーツを添えて、栄養も満足感もたっぷりのメニューに仕上げましょう。

朝食 06

1人分 TOTAL 343kcal 塩分1.7g

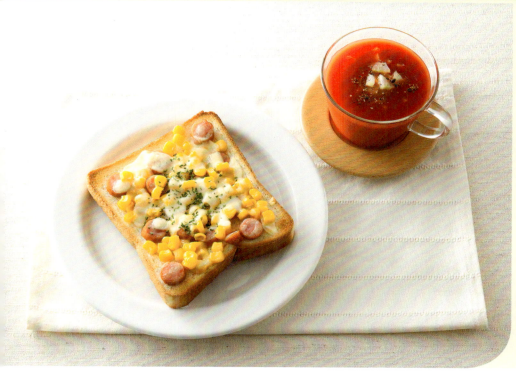

ピザトーストは、ウインナとチーズの量を守って、野菜をプラスするのが鉄則。

ウインナとコーンのチーズトースト献立

DIET POINT!
ジュースにセロリを加え、「食べるドリンク」に。さわやかな香りが加わり、ボリュームも出て◎。セロリの代わりにきゅうりを使っても。

PART1 朝食 充実パン＆シリアル献立 05 06

材料（1人分）と下ごしらえ

ウインナとコーンのチーズトースト　297kcal　塩分1.7g

 食パン（6枚切り）…1枚（60g）

 粗びきウインナソーセージ…1本（20g）
5mm幅に切る。

 ホールコーン（缶詰）…30g
汁けをきる。

 ピザ用チーズ…15g

 パセリ（乾燥・あれば）…少々

ガスパチョ風トマトジュース　46kcal　塩分0g

 セロリ…大1/3本（30g）
筋を取り除き、7mm角に切る。

 トマトジュース（食塩無添加）…1缶（160g）
冷蔵庫で冷やしておく。

● オリーブ油…小さじ1/4、粗びき黒こしょう…少々

ウインナとコーンのチーズトーストを作る

1 食パンにウインナ、コーンを全体に散らし、ピザ用チーズをのせる。

2 オーブントースターに1を入れ、4〜5分焼く。チーズが溶けたら器に盛り、パセリをふる。

ガスパチョ風トマトジュースを作る

3 グラスにトマトジュースを注ぎ、セロリを加えてオリーブ油、粗びき黒こしょうをふる。スプーンですくって食べる。

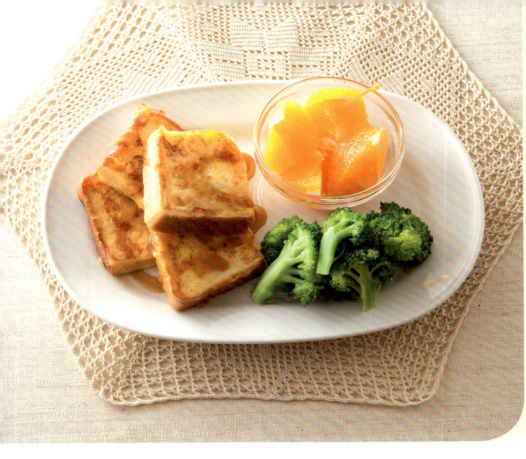

朝食 07

1人分 TOTAL **338kcal** 塩分1.0g

豆乳を使うと、こくが出て低カロリーに仕上がります。砂糖なしのドリンクを添えて。

豆乳フレンチトースト献立

DIET POINT!
メープルシロップをかけると、ダイレクトに甘みが感じられるので満足感が得られます。はちみつを使ってもOKです。

材料(1人分)と下ごしらえ

豆乳フレンチトースト　266kcal　塩分0.8g

食パン(8枚切り)…1枚(45g)
4等分に切る。

卵…小1個
溶きほぐす。

豆乳(無調整タイプ)…¼カップ

● 砂糖…小さじ1、バター…小さじ1、メープルシロップ…小さじ1

オレンジ　46kcal　塩分0g

オレンジ…大½個(横半分に切ったもの・100g)
皮をむいて四つ割りにし、白い部分を取り除く。横に1cm幅に切る。

ゆでブロッコリー　26kcal　塩分0.2g

ブロッコリー…⅕株(50g)
小房に切り分け、さらに2〜4等分に切る。水に3分ほどさらして、水けをきる。

● 塩…小さじ½、サラダ油…小さじ¼

豆乳フレンチトーストを作る

1 バットに溶き卵の½量と、豆乳、砂糖を入れて混ぜる。食パンを浸し、ときどき上下を返しながら20分ほどおく(前日に浸しておいてもよい。残りの溶き卵はラップをかぶせ、それぞれ冷蔵庫に入れる)。

2 フライパンにバターを弱めの中火で溶かし、1の食パンに残りの溶き卵をからめて入れる。ふたをして1分30秒ほど焼く。ふたを取り、返してさらに1分ほど焼いて器に盛る。メープルシロップをかける。

ゆでブロッコリーを作る

3 小鍋に水1½カップ(分量外)を入れて強火にかけ、沸騰したら、塩、サラダ油、ブロッコリーを入れて1分30秒ほどゆでる。ざるに上げて水けをきる。

仕上げる

4 2に3、オレンジを添える。

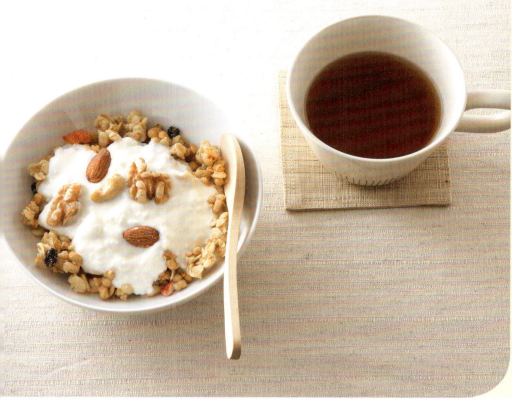

朝食 08

1人分
TOTAL
340kcal
塩分 0.3g

外食をして塩分をとり過ぎた翌日の朝食におすすめ。むくみを取る効果も。

シリアルのナッツ＋ヨーグルトかけ献立

DIET POINT!
シリアルには牛乳でなく、ヨーグルトをかけるのがポイント。しんなりせず、最後までかりかりのままなので、よくかんで食べられます。

材料（1人分）と下ごしらえ

シリアルのナッツ＋ヨーグルトかけ　338kcal　塩分0.3g

 シリアル（ドライフルーツ入り）…40g

 ミックスナッツ（食塩不使用・いったもの）…8g

 プレーンヨーグルト…100g

ジンジャーティー　2kcal　塩分0g

 紅茶
ティーバッグ1袋＋熱湯1カップ分

 しょうが…1かけ
皮をむいてすりおろす。

シリアルのナッツ＋ヨーグルトかけを作る

1 器にシリアルを盛り、ヨーグルトをかけてナッツを散らす。

ジンジャーティーを作る

2 カップに入れた紅茶にしょうがの汁を絞って入れ、混ぜる。

あわただしい朝も、これがあれば安心。
作りおき汁もの

具だくさんの栄養満点の汁ものの紹介です。時間のあるときに2回分を作っておき、冷蔵庫で保存。食べるときに鍋でさっと温めればOKです。好みの主食を組み合わせてください。

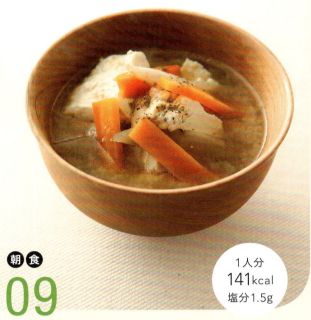

朝食 09

1人分 141kcal 塩分1.5g

根菜たっぷりで、食物繊維やビタミンがぎっしり。
豆腐、ごぼう、にんじんのみそ汁

DIET POINT!
仕上げに粉山椒をふれば、薄味でも物足りなさがありません。

材料（2回分）と下ごしらえ

木綿豆腐…½丁強（180g）
ちぎってペーパータオルにのせ、水けをきる。

ごぼう…⅓本（50g）
たわしでこすって水洗いをし、縦半分に切って薄い斜め切りにする。水に3分ほどさらし、水けをきる。

にんじん…小½本（50g）
皮をむき、4cm長さの短冊切りにする。

● ごま油…大さじ½、だし汁（p143参照）…1½カップ、みそ…大さじ1強（20g）、粉山椒…少々

汁ものにコレをプラス！

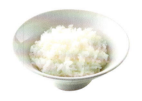
温かいご飯…120g
202kcal
塩分0g

バタートースト…食パン（6枚切り）1枚（60g）＋バター小さじ1（4g）
182kcal
塩分0.9g
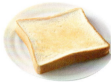

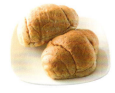
胚芽入りロールパン…2個（60g）
202kcal
塩分0.6g

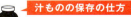 **汁ものの保存の仕方**
よく冷ましてから密閉容器に入れ、冷蔵庫で保存する。
日もちの目安は2〜3日。

炒める
1 鍋にごま油を中火で熱し、ごぼうを入れて炒め、にんじんを加えて炒め合わせる。全体に油が回ったら、豆腐を加えてさっと炒め合わせる。

煮る
2 だし汁を加えてアクを取り除き、ふたをして弱火で3分ほど煮る。ふたを取って中火にし、みそを溶き入れてさっと煮る。器に½量を盛って粉山椒をふる。

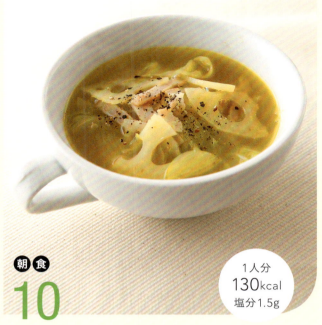

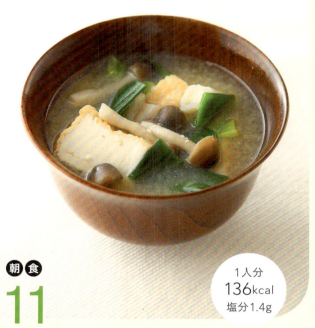

朝食 **10** 1人分 130kcal 塩分1.5g

スパイシーなカレー粉をきかせて、しみじみおいしい。

ハムとれんこんのカレースープ

 DIET POINT!
野菜を炒めて煮ればかさが減り、たっぷりの量を食べることができます。

朝食 **11** 1人分 136kcal 塩分1.4g

低カロリーのきのこを使って、うまみ満点の一品に。

厚揚げとしめじのみそ汁

 DIET POINT!
油で揚げている厚揚げは、うまみ満点。優秀なたんぱく質をとることも。

材料（2回分）と下ごしらえ

 ロースハム…2枚（30g）
半分に切ってから5mm幅に切る。

 玉ねぎ…1/4個（50g）
縦に薄切りにする。

 れんこん…小2/3節（100g）
皮をむいて薄いいちょう切りにする。水に3分ほどさらし、水けをきる。

 キャベツ…1枚（50g）
葉と芯に切り分ける。葉は4cm長さ、1cm幅に切り、芯は薄切りにする。

● サラダ油…小さじ2、カレー粉…小さじ1/2、スープ [水…1 1/2カップ、洋風スープの素（固形・チキン）…1/2個、酒…大さじ1]、塩…小さじ1/5（1g）、粗びき黒こしょう…少々

材料（2回分）と下ごしらえ

 厚揚げ（絹揚げ）…3/4枚（150g）
熱湯をかけて水けをふき、縦半分に切ってから1cm幅に切る。

 しめじ…小1/2パック（50g）
石づきを落としてほぐす。

 わけぎ…2本（60g）
根元を落とし、2cm幅に切る。

● だし汁（p143参照）…1 1/2カップ、みそ…大さじ1強（20g）

炒める
1 鍋にサラダ油を中火で熱し、玉ねぎ、れんこんを入れて炒める。玉ねぎがしんなりとしたら、キャベツを加えて炒め合わせる。全体に油が回ったら、カレー粉を加えてさっと炒める。

煮る
2 スープの材料を加え、煮立ったらアクを取り除く。ふたをして弱火で3分ほど煮る。ふたを取り、ハム、塩を加えて混ぜ、器に1/2量を盛って粗びき黒こしょうをふる。

煮る
1 鍋にだし汁、厚揚げ、しめじ、わけぎの白い部分を入れ、中火にかける。

2 煮立ったらアクを取り除き、ふたをして弱火で1分30秒ほど煮る。

みそを溶き入れる
3 ふたを取って中火にし、わけぎの青い部分を加える。みそを溶き入れてさっと煮、器に1/2量を盛る。

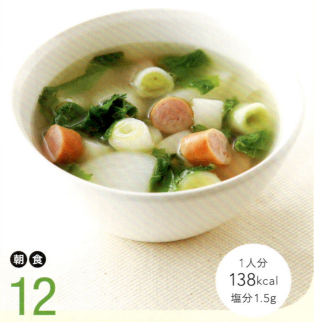

朝食

12

1人分
138kcal
塩分1.5g

かぶは、淡色野菜＋緑黄色野菜がいっしょにとれる優秀野菜。

ウインナとかぶのスープ

 DIET POINT!
脂肪分、塩分が高めのウインナは、適量使いを心がけて。

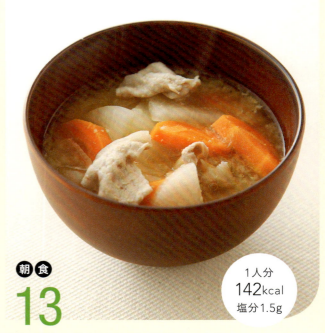

朝食

13

1人分
142kcal
塩分1.5g

豚肉のうまみがじんわりしみた、絶品のおいしさ。

簡単豚汁

 DIET POINT!
野菜は少し歯ごたえが残るくらいに煮ると食べるペースがゆっくりに。

材料(2回分)と下ごしらえ

 粗びきウインナソーセージ…大2本(50g)
1cm幅に切る。

 かぶ…小1個(70g)
皮をつけたまま、縦半分に切ってから縦に1cm幅に切る。

 かぶの葉…30g
1cm幅に切る。

 長ねぎ…½本(50g)
1cm幅の小口切りにする。

● オリーブ油…大さじ½、スープ［水…1½カップ、洋風スープの素(固形・チキン)…½個、酒…大さじ1］、塩…ごく少々(0.8g)、こしょう…少々

材料(2回分)と下ごしらえ

 豚ロース薄切り肉…40g
3cm幅に切る。

 大根…2〜3cm(100g)
皮をむき、5mm幅のいちょう切りにする。

 にんじん…小½本(50g)
皮をむき、5mm幅の半月切りにする。

 玉ねぎ…½個(100g)
縦半分に切り、横に1cm幅に切る。

● 酒…大さじ½、サラダ油…大さじ½、だし汁(p143参照)…1¾カップ、みそ…大さじ1強(20g)

炒める

1 鍋にオリーブ油を中火で熱し、長ねぎを入れて炒め、かぶを加えて炒め合わせる。

煮る

2 全体に油が回ったらスープの材料を加え、煮立ったらアクを取り除く。ふたをして弱火で1〜2分煮る。

3 ふたを取り、ウインナ、かぶの葉を加えて1分ほど煮る。塩、こしょうを加えて混ぜ、器に½量を盛る。

炒める

1 豚肉に酒をからめておく。

2 鍋にサラダ油を中火で熱し、大根、にんじんを入れて炒め、玉ねぎを加えて炒め合わせる。

煮る

3 全体に油が回ったら、だし汁を加える。煮立ったら1を加え、アクを取り除く。ふたをして、弱火で10分ほど煮る。ふたを取り、みそを溶き入れてさっと煮、器に½量を盛る。

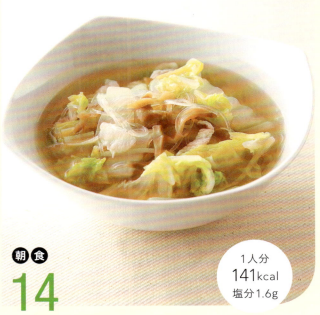

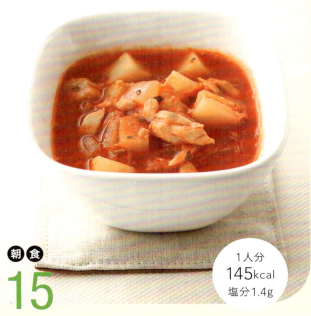

 朝食

14

1人分
141kcal
塩分1.6g

しょうがを加えて代謝をアップ。体がぽかぽかになります。

豚肉とザーサイの春雨スープ

DIET POINT!
ローカロリーの白菜をたっぷりと加えてボリューム満点のスープに。

 朝食

15

1人分
145kcal
塩分1.4g

ツナは缶汁ごと加えて、うまみ出しに使います。

ツナとポテトのトマトスープ

DIET POINT!
トマトの注目の成分・リコピンが手軽においしく食べられます。

材料(2回分)と下ごしらえ

豚もも薄切り肉
…60g
1cm幅に切る。

味つけザーサイ
(瓶詰)…20g
せん切りにする。

春雨(乾燥)…20g
長さを半分に切る。

しょうが
…1かけ
皮をむいてせん切りにする。

白菜…3枚
(200g)
縦半分に切ってから横に1cm幅に切る。

● 酒…大さじ1、ごま油…小さじ1、スープ[水…2カップ、鶏がらスープの素(顆粒)…小さじ1]、調味用[塩…ごく少々(0.2g)、しょうゆ…小さじ1、こしょう…少々]

材料(2回分)と下ごしらえ

ツナのスープ煮
(缶詰)…1缶(70g)

玉ねぎ1/4個(50g)
1cm四方に切る。

オレガノ(乾燥・あれば)…少々

じゃがいも…1個(120g)
皮をむいて1cm角に切る。水に3分ほどさらして水けをきる。

トマトジュース(食塩無添加)
…2缶(320g)

● オリーブ油…小さじ1、スープ[水…1/2カップ、洋風スープの素(固形・チキン)…1/2個、酒…大さじ1]、塩…ごく少々(0.8g)

炒める

1 豚肉に酒をからめておく。

2 鍋にごま油を中火で熱し、1、しょうがを入れて炒める。

煮る

3 2にスープの材料を加える。煮立ったらアクを取り除き、白菜、春雨、ザーサイを加える。再び煮立ったらふたをして弱火で3分ほど煮る。ふたを取り、調味用の材料を加えて混ぜ、器に1/2量を盛る。

炒める

1 鍋にオリーブ油を中火で熱し、玉ねぎ、じゃがいもを入れて炒める。

煮る

2 全体に油が回ったら、ツナを缶汁ごと加え、トマトジュース、スープの材料を加える。煮立ったらアクを取り除き、オレガノを加える。ふたをして弱火で10分ほど煮る。

3 ふたを取って塩を加え、好みでオレガノをさらに加えて混ぜ、器に1/2量を盛る。

時間がなくても、これならOK。 ソッコー朝食

朝食は手作りをしてしっかりと食べるのが理想的(p12〜23参照)。
だけどどうしても「食べる時間がない」「食欲がわかない」という人は、こんな簡単メニューを食べましょう。
「何かを口にする」習慣をつけて、生活にリズムをつけることが大切です。

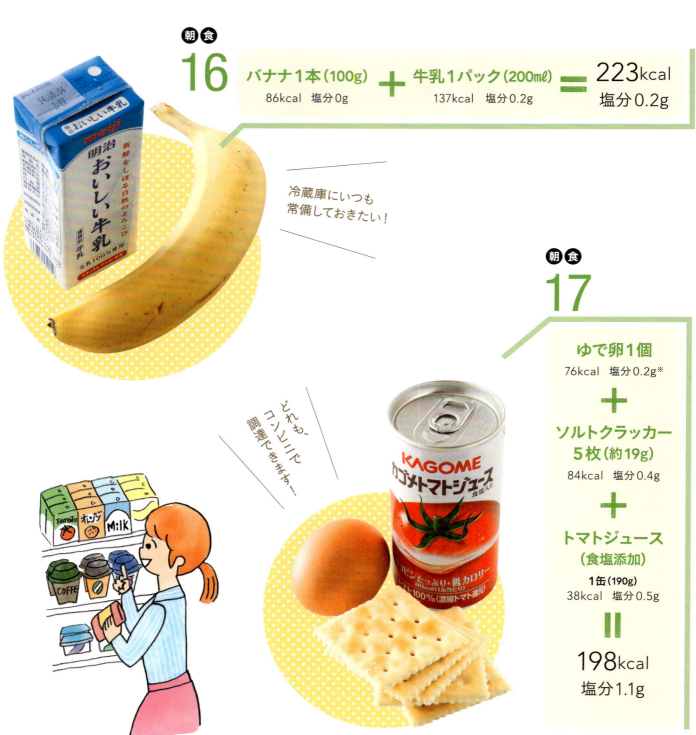

朝食 16

バナナ1本(100g) + 牛乳1パック(200ml) = 223kcal
86kcal 塩分0g　137kcal 塩分0.2g　塩分0.2g

冷蔵庫にいつも常備しておきたい！

どれも、コンビニで調達できます！

朝食 17

ゆで卵1個
76kcal 塩分0.2g※
＋
ソルトクラッカー5枚(約19g)
84kcal 塩分0.4g
＋
トマトジュース(食塩添加)
1缶(190g)
38kcal 塩分0.5g
＝
198kcal
塩分1.1g

※自分で作った場合。コンビニで買ったものは67kcal、塩分0.6g。

朝食 18

キウイ大1個（100g） + 加糖ヨーグルト1パック（112g） = 142kcal 塩分0.1g

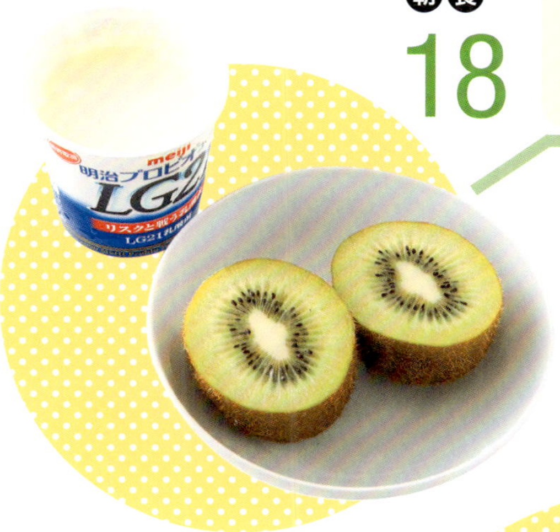

53kcal 塩分0g　89kcal 塩分0.1g

ビタミンCやカルシウムもとれます！

朝食 19

プチトマト5個（50g）
15kcal 塩分0g

＋

三角チーズ1個（18g）
59kcal 塩分0.5g

＋

おかかのおにぎり1個（ご飯120g分）
215kcal 塩分0.6g※

＝

289kcal 塩分1.1g

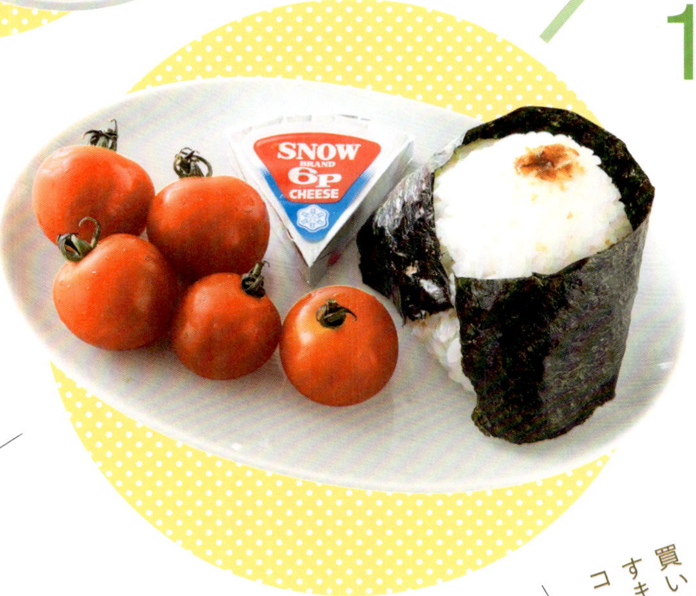

片手でぱくっと食べられます！

※コンビニのおかかのおにぎりの場合は、169kcal、塩分1.0g。

買いおきのものですませたい人は、コレ！

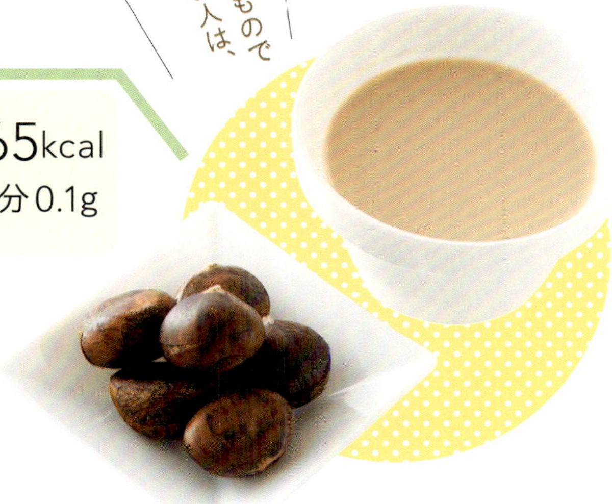

朝食 20

甘栗6個（48g） + カフェオレ1カップ（コーヒー、牛乳各½カップ） = 165kcal 塩分0.1g

91kcal 塩分0g　74kcal 塩分0.1g

PART1 朝食　ソッコー朝食
16 17 18 19 20

> あまったカロリーで食べられます。

ストックしておくと便利な副菜を紹介します。朝食、昼食、夕食のどの食事に添えてもOK。「もう一品食べたいな」というときにも重宝。保存するときは、よく冷まして密閉容器に入れ、冷蔵庫へ。生のものは2日、加熱してあるものは3日を目安に食べきりましょう。

食物繊維やビタミンなどをゲット 30kcal以下の作りおきおかず

きのこで

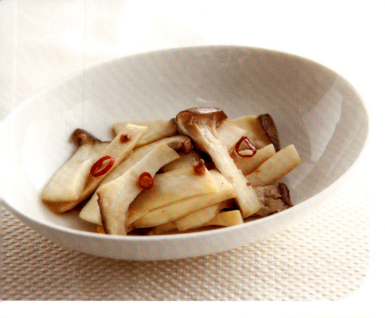

あまったカロリーで 01

オリーブ油、赤唐辛子をきかせてこくたっぷり。

エリンギのアンチョビー炒め

1人分 27kcal 塩分0.5g

材料(2回分)
- エリンギ…1パック(100g)
- アンチョビー(フィレ)…1枚(3g)
- 赤唐辛子の小口切り…⅓本分
- オリーブ油…小さじ½
- 調味用
  - 塩…ごく少々(0.5g)
  - 酒…小さじ1

1 エリンギは長さを半分に切り、縦半分に切ってから縦に3mm幅に切る。アンチョビーはみじん切りにする。

2 フライパンにオリーブ油を中火で熱し、エリンギを入れて炒める。全体に油が回ったら、赤唐辛子、調味用の材料を加えてさっと炒める。アンチョビーを加えて混ぜる。器に½量を盛る。

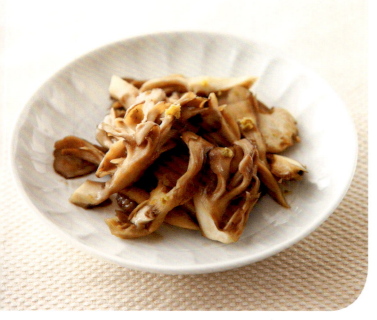

あまったカロリーで 02

ゆずこしょうの香りと辛みが、おいしいアクセント。

まいたけのゆずこしょう炒め

1人分 23kcal 塩分0.4g

材料(2回分)
- まいたけ…1パック(100g)
- オリーブ油…小さじ½
- 調味用
  - 酒、めんつゆ（市販品・3倍濃縮タイプ）、水…各小さじ1
- ゆずこしょう…小さじ⅕

1 まいたけは、食べやすい大きさにほぐす。

2 フライパンにオリーブ油を中火で熱し、1を入れて炒める。全体に油が回ったら、調味用の材料を加えて1分ほど炒める。

3 まいたけがしんなりとしたら、ゆずこしょうを加えてさっと混ぜる。器に½量を盛る。

あまったカロリーで 03

肉料理や魚料理のつけ合わせや箸休めにも。

しいたけのピクルス

1人分
19kcal
塩分0.3g

材料（2回分）
生しいたけ
…6〜7枚（100g）
漬け汁
├ ローリエ…小1枚
├ 酢、水…各大さじ2
├ 砂糖…小さじ2
└ 塩…小さじ¼

1 しいたけは石づきを落とし、半分に切る。

2 耐熱の小さなボウルに漬け汁の材料を入れて混ぜ、1を加える。ふんわりとラップをかぶせて電子レンジで2分30秒ほど加熱する。上下を返しながら冷ます。器に½量を盛る。

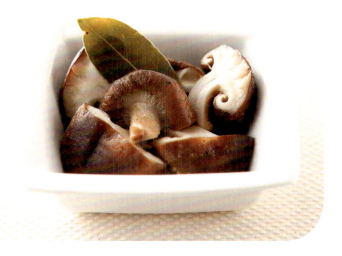

あまったカロリーで 04

粗びき黒こしょうを加えて、ひと味違うおいしさ。

えのきのおかかじょうゆ炒め

1人分
28kcal
塩分0.7g

材料（2回分）
えのきだけ
　…大½袋強（100g）
削り節…½パック（2.5g）
サラダ油…小さじ½
調味用
├ しょうゆ…小さじ1½
├ 酒…小さじ1
└ 粗びき黒こしょう…少々

1 えのきだけは根元を落とし、長さを半分に切ってほぐす。

2 フライパンにサラダ油を中火で熱し、1を入れて炒める。えのきがしんなりとしたら、調味用の材料を加え、混ぜながら炒める。火を止めて削り節を加え、さっと混ぜる。器に½量を盛る。

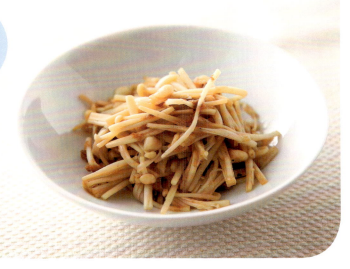

あまったカロリーで 05

梅肉の酸味は、リフレッシュ効果もあります。

しめじの梅あえ

1人分
21kcal
塩分0.5g

材料（2回分）
しめじ…小1パック（100g）
梅肉…大さじ½
みりん…大さじ½

1 しめじは石づきを落としてほぐす。耐熱ボウルにしめじを入れてふんわりとラップをかぶせ、電子レンジで2分ほど加熱する。

2 1が熱いうちに汁けをきり、みりんを加えて混ぜ、梅肉を加えてさらに混ぜる。器に½量を盛る。

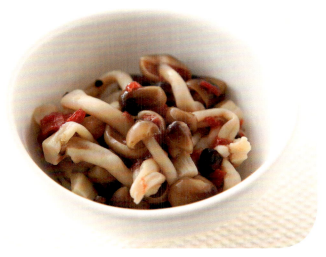

海藻で

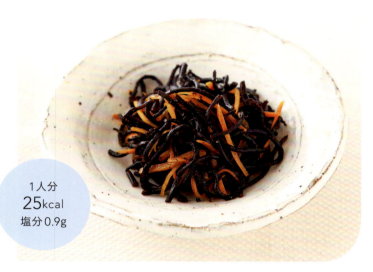

1人分
25kcal
塩分0.9g

あまったカロリーで 06

めんつゆで作るから、さっぱりとした甘さに。

ひじきとにんじんのめんつゆ煮

材料(2回分)
長ひじき(乾燥)…12g
にんじん…小⅓本(30g)
調味用
┌ 酒、めんつゆ(市販品・3倍
│ 濃縮タイプ)…各大さじ1
└ 粗びき黒こしょう…少々

1 ひじきは水洗いをし、たっぷりの水に20分ほどつけてもどす。ざるに上げて水けをきり、食べやすい長さに切る。

2 にんじんは皮をむき、縦に薄切りにしてからせん切りにする。

3 小鍋に1、2、調味用の材料を入れて中火にかける。煮立ったらふたをして弱火で3分ほど煮る。ふたを取り、中火で汁けをとばす。器に½量を盛る。

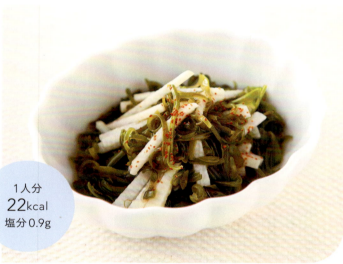

1人分
22kcal
塩分0.9g

あまったカロリーで 07

一味唐辛子を仕上げにふってアクセントに。

めかぶと長いものポン酢あえ

材料(2回分)
めかぶ…100g
長いも…2.5cm(50g)
調味用
┌ ポン酢しょうゆ…大さじ1
│ 酢…小さじ1
└ 一味唐辛子…少々

1 めかぶは水洗いをして水けをきる。長いもは皮をむき、薄い輪切りにしてからせん切りにする。

2 ボウルに調味用の材料を入れて混ぜ、1を加えてあえる。器に½量を盛り、一味唐辛子をふる。

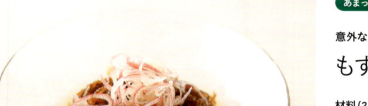

あまったカロリーで 08

意外なおいしさ新発見。ほどよい酸味があとを引きます。

もずくのマスタードしょうゆあえ

1人分
16kcal
塩分1.1g

材料(2回分)
もずく…120g
調味用
┌ 酢…大さじ1
│ しょうゆ…大さじ½
│ マスタード、砂糖
└   …各小さじ½
みょうが(縦半分に切って横に
薄切り)…1個分

1 もずくは水洗いをして水けを絞る。

2 ボウルに調味用の材料を入れて混ぜ、1を加えてあえる。器に½量を盛り、食べるときにみょうがをのせる。

あまったカロリーで 09

ごま油で炒めて、食べごたえ満点の一品に。

わかめとピーマンの炒めもの

材料（2回分）
わかめ（塩蔵）…40g
ピーマン…2個（60g）
ごま油…小さじ½
調味用
　酒…大さじ1
　塩…ごく少々（0.6g）
　こしょう…少々

1 わかめは水洗いをし、たっぷりの水に2分ほどつけてもどす。水けを絞り、2㎝幅に切る。

2 ピーマンは縦半分に切ってへたと種を取り除き、横に薄切りにする。

3 フライパンにごま油を中火で熱し、2を入れて炒める。緑色が鮮やかになったら、1、調味用の材料を加えてさっと炒め合わせる。器に½量を盛る。

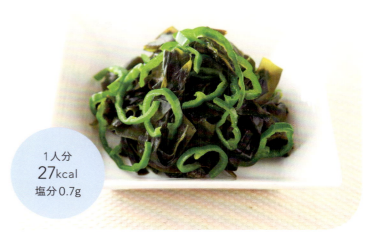

1人分
27kcal
塩分0.7g

あまったカロリーで 10

しょうがを加えて、体の中からぽかぽかに。

切り昆布のしょうが炒め

材料（2回分）
切り昆布…100g
しょうが…1かけ
オリーブ油…小さじ½
調味用
　酒…大さじ1
　しょうゆ…小さじ1

1 切り昆布は水洗いをして水けをきり、4㎝ほどの長さに切る。しょうがは皮をむいてせん切りにする。

2 フライパンにオリーブ油を中火で熱し、1を入れて炒める。全体に油が回ったら、調味用の材料を加えてさっと炒める。器に½量を盛る。

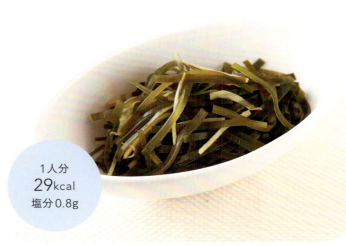

1人分
29kcal
塩分0.8g

海藻は食物繊維が豊富で低カロリー

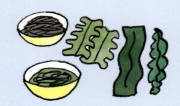

海藻には、水溶性の食物繊維が豊富に含まれ、腸を活発に働かせて便秘を防いだり、コレステロールや塩分などを体外に排出する働きがあります。また、低カロリーで食べごたえもあるので、毎日の食事に取り入れましょう。

こんにゃく類で

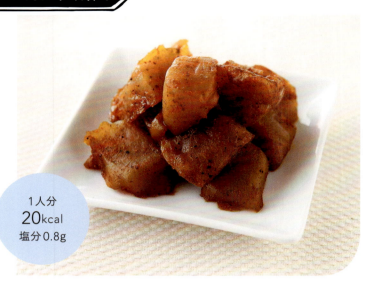

1人分
20kcal
塩分0.8g

あまったカロリーで 11

ご飯のおかずに、お弁当にもおすすめ。

こんにゃくのカレーめんつゆ煮

材料（2回分）
こんにゃく…100g
調味用
　酒、めんつゆ（市販品・3倍
　濃縮タイプ）…各大さじ1
　カレー粉…小さじ1/4

1 こんにゃくは小さめの一口大に手でちぎる。

2 鍋に1、かぶるくらいの水を入れて強火にかけ、沸騰したらざるに上げて水けをきる。

3 小鍋に2を入れて中火にかけ、水分をとばす。火を止めて調味用の材料を加える。再び中火にかけ、汁けがなくなるまで混ぜながら煮る。器に1/2量を盛る。

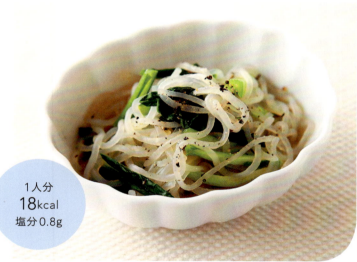

1人分
18kcal
塩分0.8g

あまったカロリーで 12

あっさりとした中にも、うまみじんわり。

しらたきと小松菜のスープ煮

材料（2回分）
しらたき…100g
小松菜…小2株（50g）
煮汁
　水、酒…各大さじ1
　しょうゆ…小さじ1
　鶏がらスープの素（顆粒）
　　…小さじ1/4
　塩…ごく少々（0.3g）
粗びき黒こしょう…少々

1 鍋に5cm長さに切ったしらたき、かぶるくらいの水を入れて強火にかけ、沸騰したらざるに上げて水けをきる。

2 小松菜は根元に十文字の切り目を入れ、2cm幅に切る。

3 小鍋に1を入れて中火にかけ、水分をとばす。2、煮汁の材料を入れて混ぜ、ふたをして弱火で1分煮る。器に1/2量を盛り、粗びき黒こしょうをふる。

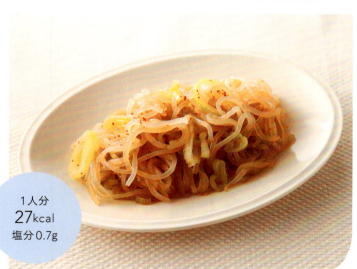

1人分
27kcal
塩分0.7g

あまったカロリーで 13

和風献立によく合う、甘辛の炒めもの。

しらたきと長ねぎの炒めもの

材料（2回分）
しらたき…100g
長ねぎ…1/3本（30g）
ごま油…小さじ3/4
調味用
　しょうゆ…大さじ1/2
　砂糖…小さじ1/2
　一味唐辛子…少々

1 鍋に5cm長さに切ったしらたき、かぶるくらいの水を入れて強火にかけ、沸騰したらざるに上げて水けをきる。長ねぎは薄い小口切りにする。

2 小鍋にごま油を中火で熱し、1を入れて炒める。全体に油が回ったら、調味用の材料を加え、汁けがなくなるまで炒め合わせる。器に1/2量を盛る。

> あまったカロリーで **14**

明太子を調味料代わりに使って、おいしく簡単。

糸こんにゃくの明太子あえ

材料（2回分）
糸こんにゃく…100g
辛子明太子…15g
酒…小さじ1
調味用
  みりん…小さじ1
  しょうゆ…小さじ½

1 糸こんにゃくは食べやすい長さに切る。鍋に糸こんにゃく、かぶるくらいの水を入れて強火にかけ、沸騰したらざるに上げて水けをきる。

2 明太子は皮を取って中身をこそげ、酒を加えて混ぜる。

3 小鍋に1を入れて中火にかけ、水分をとばす。調味用の材料を加えてからめ、2を加えて混ぜる。器に½量を盛る。

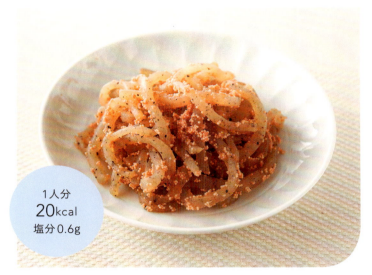

1人分 20kcal 塩分0.6g

> あまったカロリーで **15**

たっぷりのしょうがを加えて新陳代謝をアップ。

こんにゃくのみそしょうが煮

材料（2回分）
こんにゃく…100g
調味用
  しょうがのすりおろし
    …1かけ分
  酒…大さじ1
  みそ…大さじ½
  砂糖…小さじ1

1 こんにゃくは、薄くスプーンでちぎる。

2 鍋に1、かぶるくらいの水を入れて強火にかけ、沸騰したらざるに上げて水けをきる。

3 小鍋に2を入れて中火にかけ、水分をとばす。調味用の材料を加え、弱めの中火で煮からめる。器に½量を盛る。

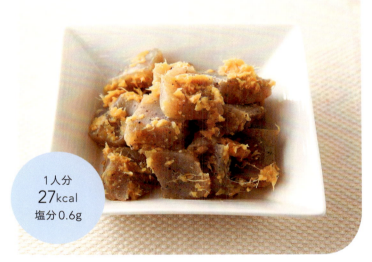

1人分 27kcal 塩分0.6g

こんにゃく類に含まれるグルコマンナンがきく

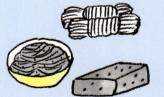

こんにゃく類に含まれるグルコマンナンは、不溶性の食物繊維。消化されないまま腸内に運ばれるので腸内での働きが活発になり、便量を増やしたり、有害物質を排出したりします。また、腸壁を刺激して、便通を促進させる効果も。こんにゃく類にはアクがあるので、かならず水からゆでこぼして使いましょう。

野菜で

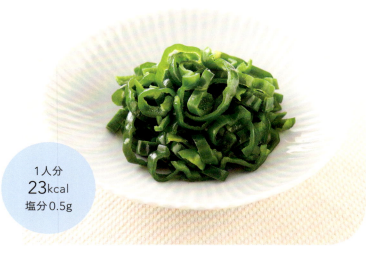

1人分
23kcal
塩分0.5g

あまったカロリーで 16

にんにく+ごま油で食べごたえたっぷりのおかず。

ピーマンのナムル

材料(2回分)
ピーマン…4個(120g)
調味用
- にんにくのすりおろし
　…少々
- ごま油…小さじ½
- 塩…小さじ⅕
- こしょう…少々

1 ピーマンは縦半分に切ってへたと種を取り除き、横に3mm幅に切る。

2 耐熱ボウルに1を入れ、ラップをふんわりとかぶせて電子レンジで1分ほど加熱する。ペーパータオルで水けをふく。

3 ボウルに2、調味用の材料を入れて混ぜる。器に½量を盛る。

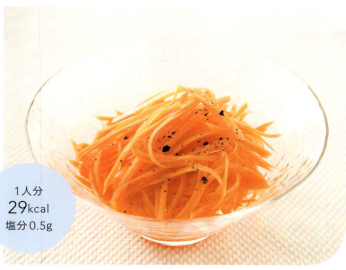

1人分
29kcal
塩分0.5g

あまったカロリーで 17

油を加えて、にんじんのカロテンの吸収をアップ。

にんじんサラダ

材料(2回分)
にんじん…小1本(100g)
オリーブ油…小さじ½
調味用
- 白ワインビネガー
　(または酢)…小さじ2
- 塩、砂糖…各小さじ⅕
- 粗びき黒こしょう…少々

1 にんじんは皮をむき、薄い斜め切りにしてからせん切りにする。

2 ボウルに1を入れてオリーブ油を加えてからめ、調味用の材料を加えて混ぜる。しんなりとするまで5分ほどおく。器に½量を盛り、粗びき黒こしょうをふる。

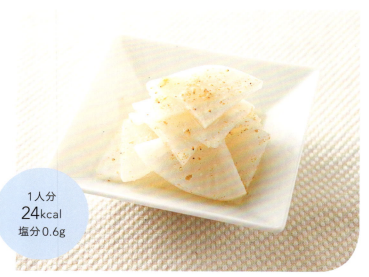

1人分
24kcal
塩分0.6g

あまったカロリーで 18

さっぱりとしながら、ごまの風味もしっかり。

大根のごま酢漬け

材料(2回分)
大根…2～3cm(100g)
調味用
- 白すりごま…小さじ1
- 酢…大さじ1
- 砂糖…小さじ1
- 塩…小さじ¼

1 大根は皮をむき、薄いいちょう切りにする。

2 耐熱ボウルに1を入れ、ラップをふんわりとかぶせて電子レンジで1分ほど加熱する。ペーパータオルで水けをふく。

3 ボウルに2、調味用の材料を入れて混ぜる。味がなじむまで10分ほどおく。器に½量を盛る。

あまったカロリーで **19**

ザーサイのうまみがおいしさを引き立てます。

プチトマトのザーサイあえ

材料(2回分)
プチトマト…10個(100g)
味つけザーサイ(瓶詰)
　…10g
調味用
　┌ ごま油…小さじ½
　│ 酢…小さじ½
　└ しょうゆ…小さじ⅓

1　プチトマトはへたを取り除き、縦半分に切る。ザーサイはせん切りにする。
2　ボウルに1、調味用の材料を入れて混ぜる。器に½量を盛る。

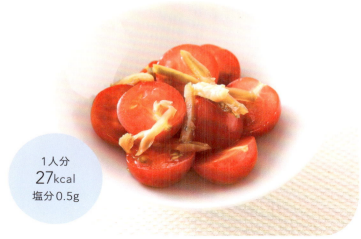

1人分
27kcal
塩分0.5g

あまったカロリーで **20**

削り節の風味で、薄味でも大満足。

キャベツのおかかサラダ

材料(2回分)
キャベツ…2枚(100g)
削り節…½パック(2.5g)
調味用
　┌ ポン酢しょうゆ…小さじ2
　│ オリーブ油…小さじ½
　└ こしょう…少々

1　キャベツは葉と芯に切り分ける。葉は3cm長さ、5mm幅に切り、芯は薄切りにする。
2　耐熱ボウルに1を入れ、ふんわりとラップをかぶせて電子レンジで1分ほど加熱する。ペーパータオルに包んで水けを絞る。
3　ボウルに2、調味用の材料を入れて混ぜ、削り節を加えてさらに混ぜる。器に½量を盛る。

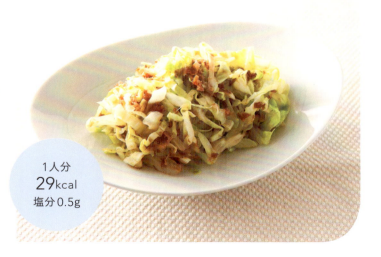

1人分
29kcal
塩分0.5g

野菜は、生と加熱したものをバランスよく

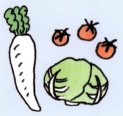

1日に食べたい野菜の量は、約350g。そのうち、淡色野菜を全体の約2/3、緑黄色野菜を約1/3量とるのが目安です。野菜のおかずは、生のものと加熱したものをバランスよく食べることも大切。前者は、加熱すると破壊されてしまうビタミンCをとることができ、後者はかさが減るのでたっぷりの野菜をとることができます。

PART2

できれば、手作りの食事が理想的。
昼食450kcal以下

おうちで作って食べる人は
完璧おうちごはん

たとえば、p37

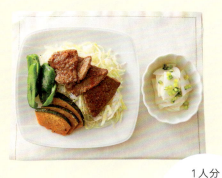

昼食
02 焼き肉丼献立

1人分
TOTAL
445kcal
塩分1.8g

チャーハン、どんぶり、カレー、リゾットなどの
人気のメニューがヘルシーに作れます。

お弁当を作る人は
15分弁当

たとえば、p47

1人分
TOTAL
450kcal
塩分1.9g

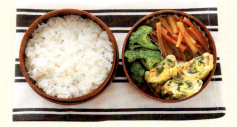

昼食
12 鮭フレーク入り卵焼き弁当

栄養バランス抜群、見た目もカラフルな弁当。
どれも簡単なので、15分で作れます。

ダイエットを無理なく行なうためには、**自分で作った料理を食べるのがいちばん**です。

体に必要な食材や、その分量を目で確かめながら作ることができるので、

カロリーコントロールもスムーズに行なえます。

昼食は、可能な限り、自分のおうちで作って食べたり、お弁当を作って持って行きましょう。

どうしても外食をするときは、**栄養バランスがよく、**

カロリーをとり過ぎないように注意することが大切です。

外食するときのコツがわかる
外食のとり方アドバイス

たとえば、p54

1人分
TOTAL
459kcal
塩分2.2g

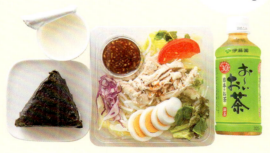

昼食 19　コンビニのサラダ＋鮭おにぎり
＋加糖ヨーグルト＋お茶

高カロリー、高塩分にならないための
外食の具体的な食べ方を紹介。

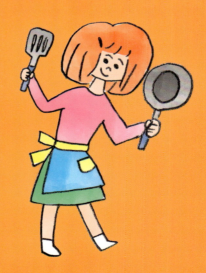

ゆったり気分で、スローテンポで食べましょう。

完璧おうちごはん

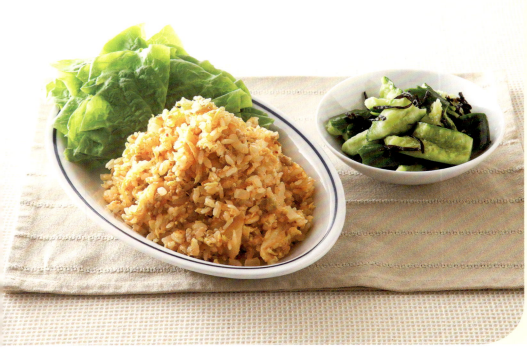

昼食 01

1人分
TOTAL
448kcal
塩分2.2g

白菜キムチのうまみと辛みでおいしく、簡単に。具だくさんのうれしいチャーハン。

ひき肉のキムチチャーハン献立

DIET POINT!
チャーハンは、サンチュに包んで食べると満足度がアップ。巻いて食べる動作が加わると、食べるペースも自然とゆっくりになります。

材料（1人分）と下ごしらえ

ひき肉のキムチチャーハン　429kcal　塩分1.8g

温かいご飯
…茶碗軽く1杯分（120g）

卵…1個
溶きほぐす。

豚ひき肉（赤身）…30g

白菜キムチ…30g
2cm幅に切る。

玉ねぎ…¼個（50g）
みじん切りにする。

サンチュ…5枚（20g）
長さを半分に切る。

● サラダ油…大さじ½、酒…小さじ1、調味用［しょうゆ…小さじ⅓、塩…ごく少々（0.3〜0.6g）＊、こしょう…少々］＊味をみて、量を加減する。

たたききゅうりの塩昆布あえ　19kcal　塩分0.4g

きゅうり…小1本（80g）
すりこ木などでたたき、食べやすい長さにちぎる。

塩昆布…大さじ½（2g）
2cm幅に切る。

ひき肉のキムチチャーハンを作る

1 フライパンにサラダ油を中火で熱し、ひき肉、玉ねぎを入れて炒める。ひき肉の色が変わったら、キムチを加えて炒め合わせる。

2 全体に油が回ったら端に寄せ、フライパンのあいているところに溶き卵を流し、その上にご飯をのせて酒をふり、炒め合わせる。

3 2の全体を混ぜて炒め合わせ、パラパラになったら、調味用の材料を加えて混ぜ、器に盛る。サンチュを添える。

たたききゅうりの塩昆布あえを作る

4 ボウルにきゅうり、昆布を入れて混ぜ、器に盛る。

おうちでランチを作って食べられる人向けのメニューです。作り方はどれも簡単ですが、栄養バランスも、おいしさも完璧。ボリュームアップさせるコツや、味つけのヒントをお見逃しなく。

昼食 02

1人分
TOTAL
445kcal
塩分1.8g

素材の彩りがよければ、栄養も自然とよくなります。見た目の満足感も得られます。

焼き肉丼献立

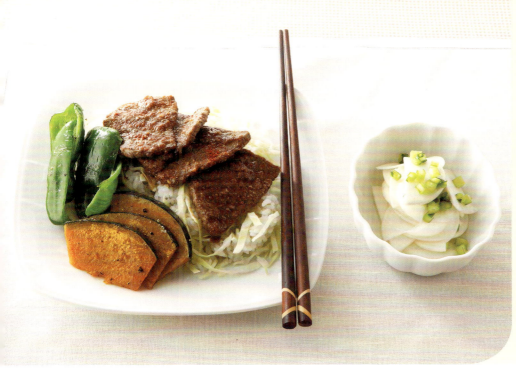

DIET POINT!
ご飯にキャベツを混ぜておいしくかさ増し。歯ごたえも出るので満足度がアップします。さわやかなレモン漬けを添えて、献立にメリハリを。

材料（1人分）と下ごしらえ

焼き肉丼　428kcal　塩分1.4g

温かいご飯
…茶碗軽く1杯分（120g）

牛焼き肉用肉（赤身）
…60g

ピーマン…1個（30g）
縦半分に切り、へたと種を取り除く。さらに縦半分に切る。

かぼちゃ（3mm幅）
…1枚（40g）
長さを3等分に切る。

キャベツ…1/2枚（25g）
葉と芯に切り分ける。葉は4cm長さ、5mm幅に切り、芯は薄切りにする。

白すりごま…小さじ1

● ごま油…小さじ1、塩…ごく少々（0.5g）、粗びき黒こしょう…少々、焼き肉のたれ（市販品）…大さじ1、一味唐辛子…少々

かぶの塩レモン漬け　17kcal　塩分0.4g

かぶ…小1個（70g）
皮をつけたまま、縦半分に切ってから横に薄切りにする。

かぶの葉…10g
5mm幅に切る。

● 調味用［塩…小さじ1/5、レモン汁…小さじ1］

焼き肉丼を作る

1 ご飯にキャベツを混ぜ、器に盛っておく。フライパンにごま油を中火で熱し、かぼちゃを入れる。あいたところにピーマンを入れ、ふたをして弱火で1分ほど蒸し焼きにする。

2 ふたを取り、かぼちゃとピーマンを返してさっと焼き、ピーマンを取り出す。ふたをしてさらに1分ほど焼き、かぼちゃを取り出す。かぼちゃとピーマンに塩、粗びき黒こしょうをふり、1のご飯にのせる。

3 フライパンを洗わずに中火で熱し、牛肉を入れて強めの中火で両面を焼く。焼き肉のたれ、ごまをからめ、汁ごと2の器にのせる。一味唐辛子をふる。

かぶの塩レモン漬けを作る

4 ボウルにかぶ、かぶの葉、調味用の材料を入れて混ぜる。しんなりとしたら汁けを絞って器に盛る。

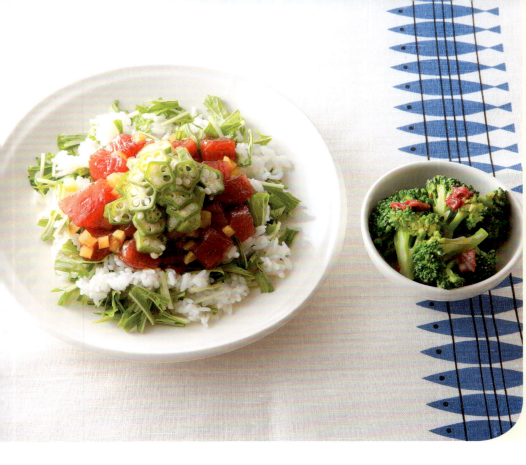

昼食 03

1人分 TOTAL **430kcal** 塩分2.3g

お刺し身にたくあん、オクラを加えておいしく増量。いろんな食感が楽しめます。

まぐたく丼献立

DIET POINT!
まぐろに直接しょうゆなどを加えて混ぜるので、塩分のとり過ぎを防ぐことができます。また、オリーブ油を加えることでこくがアップ。

材料（1人分）と下ごしらえ

まぐたく丼　378kcal　塩分1.7g

温かいご飯
…茶碗軽く1杯分（120g）

たくあん…15g
3mm角に切る。

水菜…小1株（30g）
2cm幅に切る。

まぐろ（刺し身用・赤身）
…80g
1.5cm角に切り、水けをふく。

オクラ…2本（20g）
塩少々（分量外）をまぶしてこすり、水洗いをする。へたを落として薄い小口切りにする。

● 調味用［オリーブ油…小さじ1強（5g）、しょうゆ…小さじ1、みりん…小さじ1、おろしわさび…少々］

ブロッコリーの梅マヨあえ　52kcal　塩分0.6g

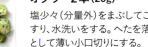
ブロッコリー…小⅓株（70g）
小房に切り分け、さらに2〜4等分に切る。水に3分ほどさらして水けをきる。

梅肉…小さじ⅓

● 調味用［マヨネーズ…小さじ1、めんつゆ（市販品・3倍濃縮タイプ）…小さじ¼］

ブロッコリーをゆでる

1 小鍋に水1½カップ（分量外）を入れて強火にかけ、沸騰したら、塩小さじ½（分量外）、ブロッコリーを入れて1分30秒ほどゆでる。ざるに上げて水けをきる。

まぐたく丼を作る

2 ご飯に水菜を混ぜ、器に盛っておく。

3 ボウルにまぐろ、たくあん、調味用の材料を入れて混ぜる。**2**にのせ、オクラを添える。

ブロッコリーの梅マヨあえを仕上げる

4 1、梅肉、調味用の材料を混ぜ、器に盛る。

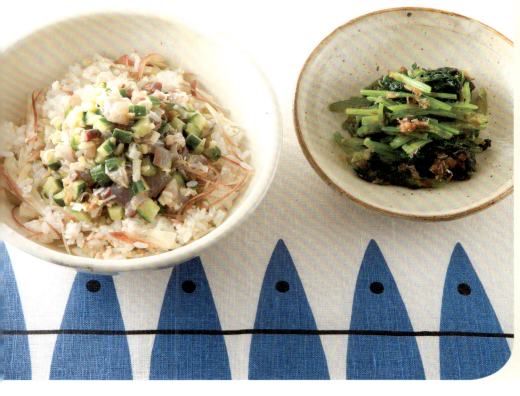

昼食 04

1人分
TOTAL
432kcal
塩分2.5g

さっぱりとしたすし飯に、みそで調味したあじをのせて。香味野菜がアクセント。

あじのなめろうずし献立

DIET POINT!
生野菜たっぷりのおすしには、青菜をゆでた副菜を添えてバランスよく。香味野菜や削り節を効果的に使って、薄味でも大満足。

材料（1人分）と下ごしらえ

あじのなめろうずし　406kcal　塩分1.8g

温かいご飯
…茶碗軽く1杯分(120g)

あじ（刺し身用）
…1尾分(80g)
7〜8mm角に切る。

きゅうり…½本(40g)
八つ割りにし、種をスプーンで取り除く。5mm角に切る。

みょうが…2個(30g)
縦半分に切って斜め薄切りにする。水洗いをし、水けをきる。

白いりごま…大さじ1

長ねぎ…6cm(15g)
四つ割りにしてから、横に薄切りにする。

しょうが…1かけ
皮をむいてみじん切りにする。

● 合わせ酢［酢…小さじ2、砂糖…小さじ1、塩…ごく少々(0.5g)］、みそ…大さじ½

ほうれん草のおかかあえ　26kcal　塩分0.7g

ほうれん草…小⅓束(70g)
根元に十文字の切り目を入れ、2cm幅に切る。

削り節
…½パック(2.5g)

● 調味用［水…小さじ2、しょうゆ…小さじ⅔］

すし飯を作る

1 小さめのボウルに合わせ酢の材料を入れて混ぜる。大きめのボウルにご飯を入れて合わせ酢を加えてさっくりと混ぜる。みょうが、ごまを加えて混ぜ、人肌に冷まして器に盛っておく。

ほうれん草のおかかあえを作る

2 鍋に水3カップ（分量外）を入れて強火にかけ、沸騰したら、塩小さじ1（分量外）、ほうれん草の茎の部分、葉の順に入れてさっとゆでる。水にとって冷まし、水けを絞る。

3 ボウルに調味用の材料を入れて混ぜ、2、削り節を加えて混ぜる。器に盛る。

あじのなめろうずしを仕上げる

4 ボウルにあじ、きゅうり、長ねぎ、しょうが、みそを入れて混ぜ、1にのせる。

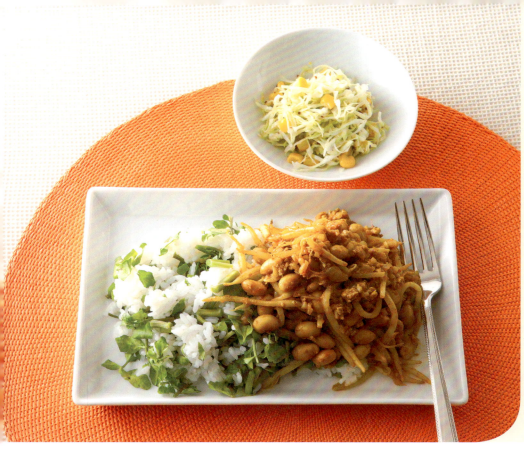

昼食 05

1人分 TOTAL **442kcal** 塩分2.1g

早くて、おいしくて、ボリュームいっぱい。
フライパンひとつで、ささっと作れます。

ひき肉ともやしの
ドライカレー献立

DIET POINT!
高カロリーの市販のカレールウは使わずに、カレー粉を使うこと。ご飯にクレソンを混ぜてボリュームと香りをプラス。

材料（1人分）と下ごしらえ

ひき肉ともやしのドライカレー　407kcal　塩分1.8g

 温かいご飯
…茶碗軽く1杯分（120g）

 クレソン…½束（25g）
1cm幅に切る。

 豚ひき肉（赤身）…30g

 もやし…½袋（100g）
水洗いをし、水けをきる。

 蒸し大豆（ドライパック）
…30g

 玉ねぎ…¼個（50g）
みじん切りにする。

 しょうが…½かけ
皮をむいてすりおろす。

● サラダ油…小さじ1、カレー粉…大さじ½、小麦粉…小さじ½、調味用[水…大さじ2、トマトケチャップ…小さじ1、酒…大さじ½、洋風スープの素（固形・チキン）…¼個]、塩…小さじ⅕

キャベツとコーンのサラダ　35kcal　塩分0.3g

 キャベツ…½枚（25g）
4cm長さのせん切りにする。

 ホールコーン（缶詰）…15g
汁けをきる。

● ドレッシング[粒マスタード、酢、サラダ油…各小さじ⅓、塩…ごく少々（0.1g）]

ひき肉ともやしの
ドライカレーを作る

1 ご飯にクレソンを混ぜ、器に盛っておく。

2 フライパンにサラダ油を中火で熱し、玉ねぎ、しょうが、ひき肉を入れて炒める。ひき肉の色が変わったら、大豆、もやしを加えて1分ほど炒め合わせる。

3 2にカレー粉、小麦粉を加えて炒め、調味用の材料を加えて混ぜながら煮る。汁けがほぼなくなったら塩を加えて混ぜ、1にかける。

キャベツとコーンのサラダを作る

4 器にキャベツとコーンを合わせて盛り、ドレッシングの材料を混ぜてからかける。

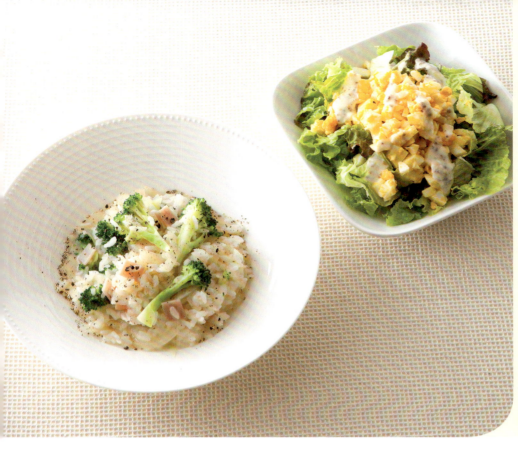

昼食 06

1人分
TOTAL
433kcal
塩分2.4g

ご飯で作る簡単リゾットが主役です。
さっぱりした中にも、豊かなこくと味わい。

ハムとブロッコリーのリゾット献立

DIET POINT! リゾットのご飯はやわらかめに仕上がるので、ブロッコリーを加えて食べごたえをプラス。ドレッシングにヨーグルトを使ってヘルシーに。

材料（1人分）と下ごしらえ

ハムとブロッコリーのリゾット　334kcal　塩分1.8g

温かいご飯
…茶碗軽く1杯弱分(100g)

ブロッコリー…⅕株(50g)
小房に切り分け、さらに2〜4等分に切る。水に3分ほどさらして水けをきる。

玉ねぎ…¼個(50g)
長さを半分に切って縦に薄切りにする。

ロースハム…1枚(15g)
5mm四方に切る。

ピザ用チーズ…15g

● オリーブ油…小さじ1、スープ[水…¾カップ、白ワイン…大さじ1、洋風スープの素(固形・チキン)…¼個]、塩…ごく少々(0.5g)、粗びき黒こしょう…少々

ゆで卵とサニーレタスのヨーグルトサラダ　99kcal　塩分0.6g

ゆで卵*…1個
フォークで粗くつぶす。
＊作る場合は、鍋に卵とかぶるくらいの水を入れ、中火にかける。菜箸で静かに転がし、沸騰したら弱火にして10分ほどゆでる。

サニーレタス
…小2〜3枚(40g)
縦半分に切ってから横に2cm幅に切る。

プレーンヨーグルト
…大さじ1

● 調味用[はちみつ、粒マスタード…各小さじ¼、塩…ごく少々(0.3g)、こしょう…少々]

ハムとブロッコリーのリゾットを作る

1 フライパンにオリーブ油を中火で熱し、玉ねぎを入れて炒める。しんなりとしたら、ブロッコリーを加えて炒め合わせる。

2 全体に油が回ったら、スープの材料を加えて混ぜる。煮立ったらご飯を加えて混ぜ、ふたをして1分ほど煮る。

3 ハム、ピザ用チーズを加えて混ぜ、塩を加えてさらに混ぜる。器に盛り、粗びき黒こしょうをふる。

ゆで卵とサニーレタスのヨーグルトサラダを作る

4 器にサニーレタス、ゆで卵を盛る。ヨーグルト、調味用の材料を混ぜてからかける。

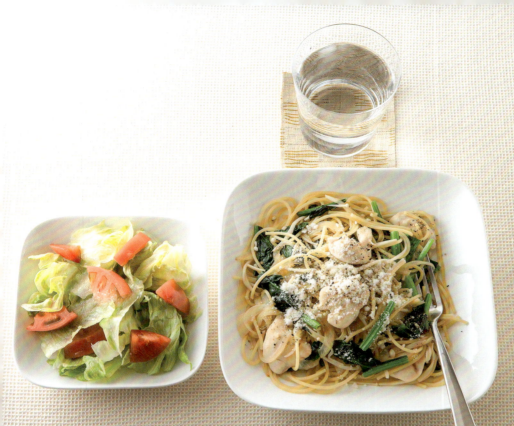

昼食 07

1人分
TOTAL
450kcal
塩分2.5g

大好きなパスタは量をきちんと守れば大丈夫。粉チーズをふって味わい深く。

ささ身と
ほうれん草の
パスタ献立

🔥 **DIET POINT!**
パスタといっしょにえのきだけ、ほうれん草をゆでてかさをアップ。歯ごたえも加わって、おいしさが倍増します。

材料（1人分）と下ごしらえ

ささ身とほうれん草のパスタ　413kcal　塩分2.2g

スパゲッティ…60g
長さを半分に折る。

鶏ささ身…大1本(60g)
筋を取り除き、一口大のそぎ切りにする。

ほうれん草…1/3束(80g)
根元に十文字の切り目を入れ、5cm幅に切る。

えのきだけ…小1/2袋(40g)
根元を落としてほぐす。

にんにく…1/3かけ
みじん切りにする。

玉ねぎ…1/4個(50g)
縦に薄切りにする。

粉チーズ…大さじ1

● バター…大さじ1/2、しょうゆ…小さじ1、粗びき黒こしょう…少々

レタスとトマトのサラダ　37kcal　塩分0.3g

レタス…1枚(30g)
一口大にちぎる。

トマト…小1/2個(50g)
縦半分に切ってから、横に4等分に切る。

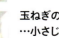
玉ねぎのすりおろし…小さじ1(5g)

● 調味用[酢…小さじ1、サラダ油…小さじ1/2、塩…ごく少々(0.3g)、こしょう…少々]

ささ身とほうれん草の
パスタを作る

1 鍋に水5カップ（分量外）を入れて強火にかけ、沸騰したら、塩小さじ1（分量外）、スパゲッティを入れる。再び沸騰したら中火にし、袋に表示された時間どおりにゆで始める。

2 スパゲッティがゆで上がる1分前にほうれん草、えのきだけを加えてゆで、いっしょにざるに上げて水けをきる。

3 フライパンにバターを中火で溶かし、玉ねぎを入れて炒める。玉ねぎがしんなりとしたら、ささ身を加えて炒め合わせる。

4 にんにくを加えてさらに炒め、しょうゆ、スパゲッティ、ほうれん草、えのきだけを加えてさっと炒め、器に盛る。粉チーズ、粗びき黒こしょうをふる。

レタスとトマトのサラダを作る

5 器にレタスとトマトを合わせて盛り、調味用の材料と玉ねぎを混ぜてからかける。

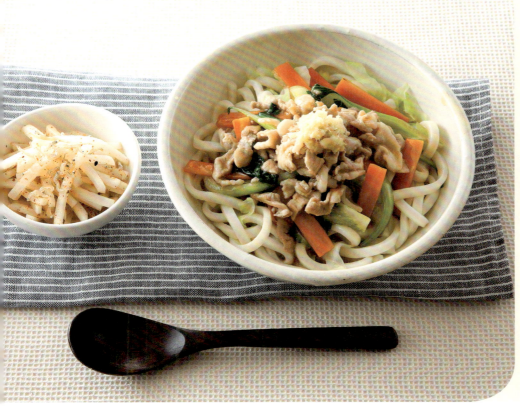

昼食 08

1人分
TOTAL
450kcal
塩分2.6g

たっぷりの具を入れたあんが、うどんにからみます。おろししょうがで代謝もアップ。

豚肉と野菜の あんかけうどん献立

DIET POINT!
うどんといっしょにキャベツをゆでて、物足りなさをカバー。きんぴらの大根は、皮つきのまま炒めて、食べごたえも満点。

材料（1人分）と下ごしらえ

豚肉と野菜のあんかけうどん　398kcal　塩分2.3g

ゆでうどん（食塩無添加）
…¾玉（150g）

豚もも薄切り肉…60g
1cm幅に切る。

青梗菜（チンゲンサイ）…大½株（75g）
葉と茎に切り分ける。葉は長さを半分に切り、茎は六つ割りにする。

キャベツ…1枚（50g）
葉と芯に切り分ける。葉は5cm長さ、1cm幅に切り、芯は薄切りにする。

にんじん…小⅓本（30g）
皮をむき、4cm長さの短冊切りにする。

しょうが…½かけ
皮をむいてすりおろす。

● 酒…大さじ½、サラダ油…小さじ½、煮汁［水…90mℓ、めんつゆ（市販品・3倍濃縮タイプ）…大さじ1½、酒…大さじ½］、水溶き片栗粉［水…小さじ2、片栗粉…小さじ1］

じゃこと大根のきんぴら　52kcal　塩分0.3g

ちりめんじゃこ
…大さじ1（5g）

大根（細い部分）
…2.5cm（70g）
皮をつけたまま、薄い輪切りにしてから5mm角の棒状に切る。

● ごま油…小さじ½、調味用［酒…大さじ½、砂糖…小さじ¼、こしょう…少々］、七味唐辛子…少々

じゃこと大根のきんぴらを作る

1 フライパンにごま油を中火で熱し、大根を入れて炒める。大根が透き通ったら、ちりめんじゃこ、調味用の材料を加えてさっと炒める。器に盛り、七味唐辛子をふる。

豚肉と野菜の あんかけうどんを作る

2 鍋にたっぷりの湯（分量外）を沸かし、うどんを入れる。沸騰したらキャベツを加え、1分ほどゆでる。いっしょにざるに上げて水けをきり、器に盛る。

3 豚肉に酒をからめておく。フライパンにサラダ油を中火で熱し、にんじん、豚肉、青梗菜の茎、葉の順に入れて炒める。全体に油が回ったら、煮汁の材料を加える。

4 煮立ったら、ふたをして1分ほど煮る。ふたを取り、水溶き片栗粉の材料を混ぜてから、フライパンに加え、混ぜながら煮る。とろみがついたら2にかけ、しょうがを添える。

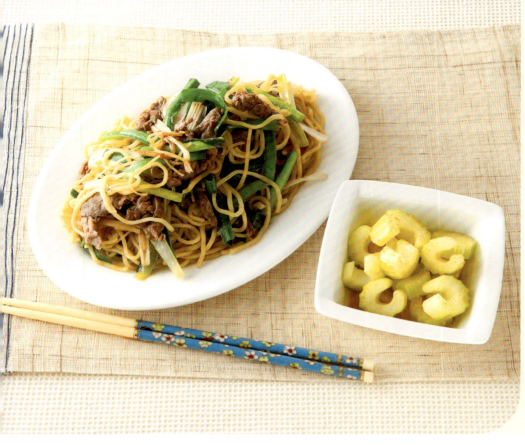

昼食 09

1人分 TOTAL **440**kcal 塩分2.4g

オイスターソースで仕上げた本格味の焼きそば。スパイシーなピクルスを添えて。

牛肉とにらの
オイスター焼きそば
献立

DIET POINT!
中華麺はレンジで温めておくとほぐれやすくなり、炒め油の量も少なくてすみます。1食でたっぷりの緑黄色野菜、淡色野菜がとれます。

材料（1人分）と下ごしらえ

牛肉とにらのオイスター焼きそば　426kcal　塩分2.1g

蒸し中華麺（焼きそば用）
…¾玉（120g）

牛もも薄切り肉（赤身）
…60g
2〜3cm幅に切る。

にら…½束（50g）
5cm幅に切る。

長ねぎ…½本（50g）
5cm幅に切ってから四つ割りにする。

しょうが…1かけ
皮をむいてせん切りにする。

● 下味［酒…小さじ1、しょうゆ…小さじ½］、サラダ油…大さじ½、
調味用［オイスターソース、酒…各大さじ½、塩…ごく少々（0.2g）、こしょう…少々］

セロリのカレーピクルス　14kcal　塩分0.3g

セロリ…大½本（50g）
筋を取り除き、1cm幅に切る。

● 調味用［酢、水…各大さじ½、砂糖…小さじ½、カレー粉…少々、塩…ごく少々（0.5g）］

セロリのカレーピクルスを作る

1 耐熱ボウルに調味用の材料を入れて混ぜ、ラップをふんわりとかぶせて電子レンジで20秒ほど加熱する。熱いうちにセロリを加えて混ぜ、ときどき混ぜながら冷まして器に盛る。

牛肉とにらのオイスター焼きそばを作る

2 牛肉に下味の材料をからめておく。耐熱皿に中華麺をのせ、ラップをかぶせずに電子レンジで1分ほど加熱する。

3 フライパンにサラダ油を中火で熱し、**2**の牛肉、しょうが、長ねぎを入れて炒める。肉の色が変わったら、**2**の中華麺を加えて、炒め合わせる。

4 **3**ににらを加えてさっと炒め合わせる。調味用の材料を加えて手早く炒め、器に盛る。

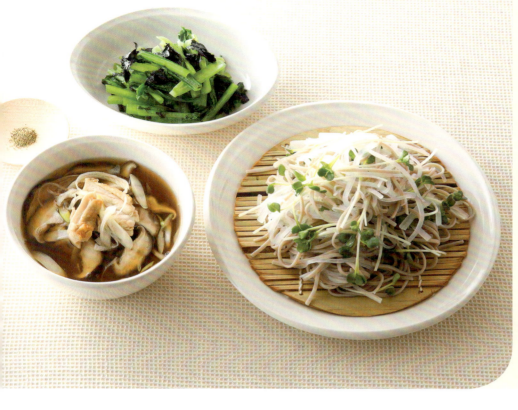

昼食 10

1人分 TOTAL **440kcal** 塩分3.0g

冷たいそばを、具の入った温かいつゆにつけて食べるスタイル。

具だくさんつけそば献立

DIET POINT!
そばに大根、貝割れ大根を加えてボリュームアップ。しゃきっとした歯ごたえとさっぱり感が加わります。残ったつゆは飲まないこと。

材料（1人分）と下ごしらえ

具だくさんつけそば　404kcal　塩分2.6g（つゆは70％分で計算）

日本そば（乾燥）…60g

鶏もも肉（皮つき）…60g
余分な脂肪を取り除く。

生しいたけ…3枚（45g）
石づきを切り落とし、3mm幅に切る。

長ねぎ…½本（50g）
縦半分に切ってから薄い斜め切りにする。

大根…100g
皮をむき、縦に薄切りにしてから縦にせん切りにする。

貝割れ大根…⅓パック（15g）
根元を切り落とす。

● つゆ［水…120ml、めんつゆ（市販品・3倍濃縮タイプ）、酒…各大さじ2］、粉山椒…少々

小松菜ののり炒め　36kcal　塩分0.4g

小松菜…⅓束（80g）
根元に十文字の切り目を入れ、4cm幅に切る。

焼きのり…½枚
粗くちぎる。

● オリーブ油…小さじ½、調味用［酒…小さじ1、塩…ごく少々（0.4g）、こしょう…少々］

小松菜ののり炒めを作る

1 フライパンにオリーブ油を中火で熱し、小松菜の茎、葉の順に加えて炒める。全体に油が回ったら、調味用の材料を加えてさっと炒める。火を止め、のりを加えて混ぜ、器に盛る。

具だくさんつけそばを作る

2 鍋にたっぷりの水（分量外）を入れて強火にかける。フライパンに鶏肉の皮めを下にして入れ、中火で1分ほど焼く。取り出して、1cm幅に切る。

3 別の小鍋にしいたけ、つゆの材料を入れて混ぜ、中火にかける。煮立ったら、2の鶏肉を加えてアクを取り除く。弱火にして2分ほど煮、長ねぎを加えてさっと煮て器に盛る。

4 2の鍋が沸騰したらそばを入れ、袋の表示時間どおりにゆでる。ゆで上がる30秒前に大根を加えてゆで、いっしょにざるに上げて水けをきる。冷水で洗い、水けをしっかりときる。貝割れ大根を加えて混ぜ、器に盛る。つゆに粉山椒をふり、そばをつけて食べる。

忙しい朝でも、これなら手早く作れます。 **15分弁当**

昼食 **11**

1人分 TOTAL **443kcal** 塩分2.0g

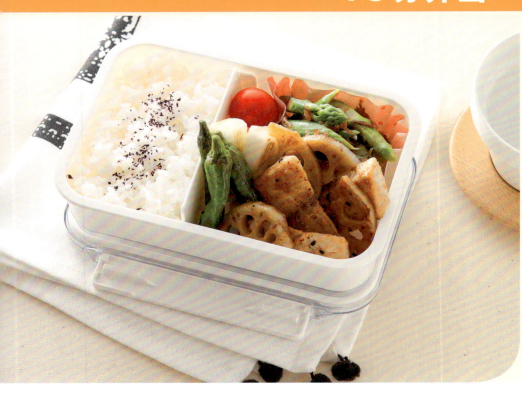

めかじきといっしょに野菜も焼いて、手間を省きながら時間も短縮。

めかじきの照り焼き弁当

DIET POINT! 甘辛味、塩味、酸味のバラエティー豊かな味のおかずを詰めると、充実感がアップします。歯ごたえの異なる野菜を組み合わせてヘルシーに。

材料（1人分）と下ごしらえ

ゆかり粉ご飯　203kcal　塩分0.2g

温かいご飯…茶碗軽く1杯分（120g）

● ゆかり粉…ごく少々

アスパラガスの梅おかかあえ
24kcal　塩分0.5g

グリーンアスパラガス…3本（60g）
根元を3cmほど切り落とし、根元から1/3ほどの皮をむく。4cm幅の斜め切りにする。

梅肉…小さじ1/2

削り節…1/5パック（1g）

● みりん…小さじ1/2

めかじきの照り焼き　213kcal　塩分1.3g

めかじきの切り身…1切れ（80g）
3等分のそぎ切りにし、水けをふく。

れんこん…6mm（30g）
皮をむいて3mm幅の半月切りにする。水に3分ほどつけて水けをきる。

長ねぎ…1/4本（25g）
浅い斜めの切り目を片面に入れ、長さを半分に切る。

しし唐辛子…3本（10g）
先端を少し切り落とし、包丁の刃先で穴をあける。

● 小麦粉…適量、サラダ油…小さじ1、塩…ごく少々（0.2g）、調味用［しょうゆ、みりん…各小さじ1］

プチトマト　3kcal　塩分0g

プチトマト…1個（10g）
へたを取り除く。

めかじきの照り焼きを作る

1 めかじきに小麦粉を薄くまぶしつける。フライパンにサラダ油を中火で熱し、めかじき、れんこん、長ねぎを入れてさっと焼く。弱めの中火にし、ふたをして1分30秒ほど焼く。

2 1の上下を返し、フライパンのあいているところにしし唐辛子を入れて両面を焼く。長ねぎとしし唐辛子を取り出し、塩をふる。

3 2に調味用の材料を加え、全体に煮からめる。取り出して冷ます。

アスパラガスの梅おかかあえを作る

4 小鍋に水1 1/2カップ（分量外）を入れて強火にかけ、沸騰したら、塩小さじ1/2（分量外）、アスパラガスを入れて1分ほどゆでる。ざるに上げ、冷水をかけて冷まし、水けをふく。ボウルに入れ、梅肉、削り節、みりんを加えて混ぜる。

詰める

5 弁当箱にご飯を詰めてゆかり粉をふる。照り焼きと梅おかかあえを詰め、プチトマトを添える。

カロリーオーバーせずに、栄養バランスのよい料理を食べるなら、やっぱり手作り。学生や外で働いている人は、ぜひ弁当作りにチャレンジを。前日に野菜を切っておけば、さらにスピーディーに作れます。いたまないように、よく冷ましてからふたをすることが大事です。

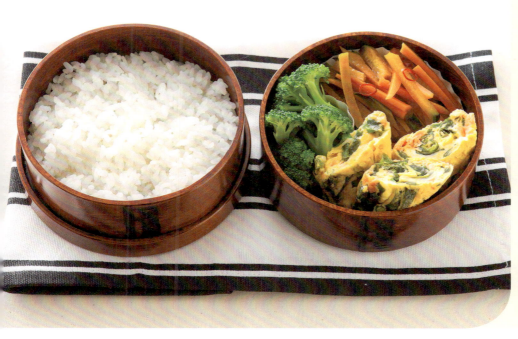

昼食 12

1人分
TOTAL
450kcal
塩分1.9g

さまざまな色合いの食材を使って、バランスよく。卵焼きに具をたっぷり入れて。

鮭フレーク入り卵焼き弁当

DIET POINT!
卵1個でも、たっぷりの具を加えれば、見た目もおいしさも大満足の仕上がりに。野菜もしっかりとれる、うれしい弁当です。

PART2 昼食
15分弁当
11
12

材料（1人分）と下ごしらえ

ご飯　202kcal　塩分0g

温かいご飯
…茶碗軽く1杯分（120g）

かぼちゃとにんじんのきんぴら
69kcal　塩分0.6g

かぼちゃ（3mm幅）
…1枚（40g）
5mm幅の細切りにする。

にんじん…小1/5本（20g）
皮をむいて、3mm角の棒状に切る。

赤唐辛子の小口切り…3個

● 調味用［ごま油…小さじ1/2、しょうゆ、酒…各小さじ2/3、砂糖…小さじ1/5］

鮭フレーク入り卵焼き
169kcal　塩分1.2g

鮭フレーク（瓶詰）
…大さじ1 1/2（15g）

カットわかめ（乾燥）
…小さじ1
たっぷりの水に3分ほどつけてもどし、水けを絞る。

万能ねぎ…1本
小口切りにする。

卵…大1個
溶きほぐす。

● 調味用［みりん…小さじ1、塩…ごく少々（0.4g）］、サラダ油…小さじ1

ゆでブロッコリー　10kcal　塩分0.1g

ブロッコリー…1/8株（30g）
小房に切り分け、水に3分ほどさらして水けをきる。

鮭フレーク入り卵焼きを作る

1 溶き卵に調味用の材料を混ぜ、鮭フレーク、わかめ、万能ねぎを加えて混ぜる。

2 直径24〜26cmのフライパンにサラダ油小さじ1/2をなじませて中火で熱し、1の1/2量を縦長に流し入れる。表面を菜箸でつつき、向こう側からくるくると巻く。

3 2にサラダ油小さじ1/2をなじませ、残りの1を焼いた卵の下まで縦長に流し入れる。向こう側からくるくると巻く。取り出してホイルで包み、5分おいて3つに切り、冷ます。

かぼちゃとにんじんのきんぴらを作る

4 耐熱ボウルにかぼちゃ、にんじん、赤唐辛子、調味用の材料を入れて混ぜる。ふんわりとラップをかぶせ、電子レンジで1分30秒ほど加熱する。ラップをかぶせたまま冷ます。

ゆでブロッコリーを作る

5 小鍋に水1カップ（分量外）を入れて強火にかけ、沸騰したら、塩小さじ1/3（分量外）、ブロッコリーを入れて1分ほどゆでる。ざるに上げて水けをきり、冷ます。

詰める

6 弁当箱にご飯、おかずを詰める。

47

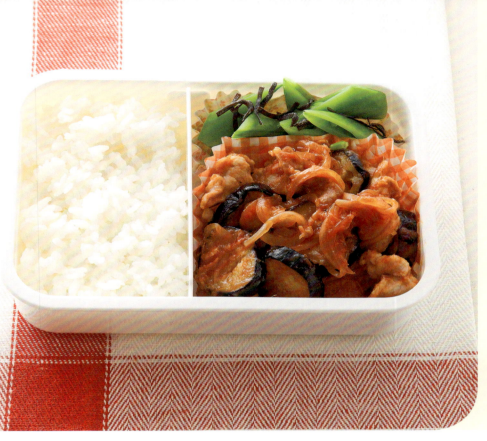

昼食 **13**

1人分
TOTAL
450kcal
塩分1.7g

すりおろしたしょうがを使って、奥深い味わいに。代謝をアップする効果もあります。

豚肉となすの
ケチャップ炒め
弁当

DIET POINT!
脂肪が少なく、たんぱく質が豊富で低カロリーな肉の赤身を使うこと。たっぷり野菜で増量すれば、おかずが2品でも、大満足の仕上がりに。

材料(1人分)と下ごしらえ

ご飯　202kcal　塩分0g

温かいご飯
…茶碗軽く1杯分(120g)

スナップえんどうの塩昆布あえ
24kcal　塩分0.2g

スナップえんどう
…5本(50g)
へたと筋を取り除き、長さを斜め半分に切る。

塩昆布…小さじ1弱(1g)
2cm幅に切る。

豚肉となすのケチャップ炒め
224kcal　塩分1.5g

豚もも薄切り肉…80g
2cm幅に切る。

なす…½本(40g)
5mm幅の輪切りにし、塩水(塩少々+水1カップ・各分量外)に3分ほどつけ、水けをきる。

玉ねぎ…1/10個(20g)
縦に薄切りにする。

しょうが…½かけ
皮をむいてすりおろす。

● 下味[塩…ごく少々(0.5g)、酒…小さじ1、片栗粉…小さじ½]、
合わせ調味料[トマトケチャップ…大さじ1、酒…小さじ1、しょうゆ、みりん…各小さじ½、粗びき黒こしょう…少々]、
サラダ油…小さじ1強(5g)

豚肉となすの
ケチャップ炒めを作る

1 豚肉に下味の材料をからめておく。小さめのボウルに合わせ調味料の材料、しょうがを入れて混ぜておく。

2 フライパンにサラダ油を中火で熱し、1の豚肉、なす、玉ねぎをなるべく重ならないように入れる。ふたをして1分ほど蒸し焼きにする。返してさらに1分ほど蒸し焼きにする。

3 ふたを取り、1の合わせ調味料を加えてからめ、取り出して冷ます。

スナップえんどうの
塩昆布あえを作る

4 小鍋に水1½カップ(分量外)を入れて強火にかけ、沸騰したら、塩、砂糖各小さじ½(各分量外)、スナップえんどうを入れて1分30秒ほどゆでる。水にとって冷まし、水けをふく。

5 ボウルにスナップえんどう、塩昆布を入れて混ぜる。

詰める

6 弁当箱にご飯、おかずを詰める。

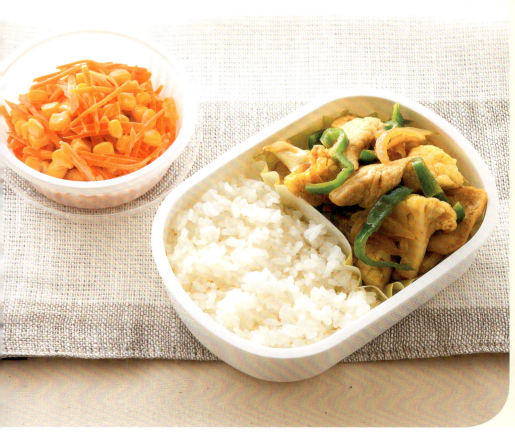

昼食 14

1人分
TOTAL
431kcal
塩分2.0g

冷めてもおいしいスパイシーなおかずが主役。フライパンひとつで作れます。

チキンと野菜の
カレー炒め弁当

DIET POINT!
野菜180gがしっかりと食べられる弁当です。緑黄色野菜、淡色野菜のバランスもばっちり。外食が続いたときや、野菜不足を感じたときに。

材料（1人分）と下ごしらえ

ご飯 202kcal 塩分0g

- 温かいご飯
　…茶碗軽く1杯分（120g）

にんじんとコーンのサラダ
62kcal 塩分0.5g

- にんじん…小1/2本（50g）
　皮をむき、薄い斜め切りにしてからせん切りにする。

- ホールコーン（缶詰）…20g
　汁けをきる。

● 調味用［マヨネーズ…小さじ1、塩…ごく少々（0.2g）、こしょう…少々］

チキンと野菜のカレー炒め
167kcal 塩分1.5g

- 鶏胸肉（皮なし）…70g
　一口大、5mm厚さのそぎ切りにする。

- カリフラワー…1/5株（60g）
　小房に切り分け、さらに縦4つに切る。水に3分ほどさらし、水けをきる。

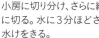
- 玉ねぎ…1/10個（20g）
　縦に薄切りにする。

- ピーマン…1個（30g）
　縦半分に切ってへたと種を取り除き、横に5mm幅に切る。

● 塩…ごく少々（0.4g）、オリーブ油…小さじ1強（5g）、調味用［洋風スープの素（固形・チキン）…1/4個、カレー粉…小さじ1/4、酒…小さじ1、しょうゆ…小さじ1/2］

チキンと野菜のカレー炒めを作る

1 鶏肉に塩をからめておく。フライパンにオリーブ油を中火で熱し、鶏肉、カリフラワー、玉ねぎ、ピーマンをなるべく重ならないように入れる。ふたをして弱めの中火で1分ほど蒸し焼きにする。返してさらに1分ほど蒸し焼きにする。

2 野菜がしんなりとしたら、調味用の材料を加えてからめ、取り出して冷ます。

にんじんとコーンのサラダを作る

3 耐熱皿ににんじんをのせ、ふんわりとラップをかぶせて電子レンジで30秒ほど加熱する。ペーパータオルで水けをふき、ボウルに入れて冷ます。コーン、調味用の材料を加えて混ぜる。

詰める

4 弁当箱にご飯、おかずを詰める。

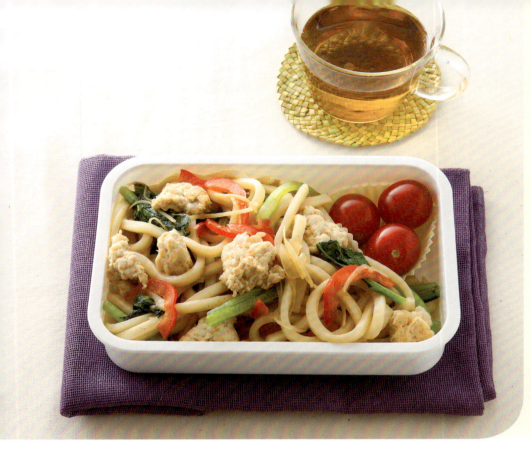

昼食 **15**

1人分
TOTAL
443kcal
塩分2.4g

焼きうどんに肉、野菜をバランスよく加えれば、副菜はプチトマトだけでOK。

ひき肉と野菜の焼きうどん弁当

DIET POINT!
ひき肉は脂肪の少ない、鶏胸肉を使ってカロリーをダウン。売ってない場合は、お店の人に頼んでひいてもらうのがおすすめです。

材料（1人分）と下ごしらえ

ひき肉と野菜の焼きうどん　434kcal　塩分2.4g

　ゆでうどん（食塩無添加）…1玉（200g）
洗って水けをきる。

　小松菜…1株（30g）
十文字の切り目を入れ、5㎝幅に切る。

　パプリカ（赤）…¼個（30g）
薄い斜め切りにする。

　鶏ひき肉（胸肉・皮なし）…70g

　玉ねぎ…⅐個（30g）
縦に薄切りにする。

　しょうが…1かけ
皮をむいてせん切りにする。

● 下味［みそ…小さじ½、酒…大さじ½］、サラダ油…小さじ1、調味用［めんつゆ（市販品・3倍濃縮タイプ）…大さじ1、酒…大さじ½、塩…ごく少々（0.3g）、こしょう…少々］

プチトマト　9kcal　塩分0g

　プチトマト…3個（30g）
へたを取り除く。

ひき肉と野菜の焼きうどんを作る

1 ボウルにひき肉を入れ、下味の材料を加えて菜箸で混ぜてからめておく。

2 フライパンにサラダ油を中火で熱し、1を入れてさっと炒める。フライパンのあいているところに小松菜の茎、玉ねぎ、パプリカを入れてさっと炒める。ふたをして、弱めの中火で1分30秒ほど蒸し焼きにする。

3 ふたを取り、小松菜の葉、しょうが、うどんを加えて1分ほど炒め合わせ、調味用の材料を加えてさっと炒める。取り出して冷ます。

詰める

4 弁当箱にひき肉と野菜の焼きうどんを詰め、プチトマトを添える。

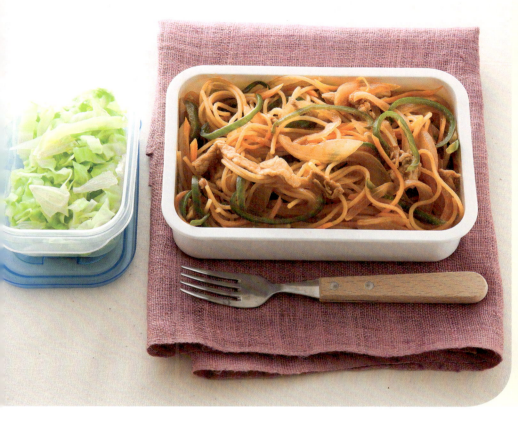

昼食 **16**

1人分
TOTAL
444kcal
塩分2.0g

野菜いっぱいのパスタ弁当です。すっきりとした酸味のサラダを添えてバランスよく。

ナポリタン弁当

DIET POINT!
ナポリタンは、オリーブ油で炒めてこくと満足感をプラス。冷めても固まらないのでさっぱりと食べられます。

材料（1人分）と下ごしらえ

ナポリタン　431kcal　塩分1.7g

スパゲッティ…60g
半分に折る。

にんじん…小1/3本（30g）
皮をむき、薄い斜め切りにしてからせん切りにする。

ピーマン…1個（30g）
縦半分に切ってへたと種を取り除き、縦に3mm幅に切る。

玉ねぎ…1/4個（50g）
縦に薄切りにする。

豚もも薄切り肉…60g
1cm幅に切る。

● 下味[しょうゆ、酒…各小さじ1/2]、オリーブ油…小さじ1強（5g）、調味用[トマトケチャップ…大さじ1½、こしょう…少々]

キャベツのレモン漬け　13kcal　塩分0.3g

キャベツ…1枚（50g）
葉と芯に切り分ける。葉は長さ4cm、7mm幅に切り、芯は薄切りにする。

レモンの薄切り…1/2枚分（5g）
皮を取り除き、放射状に8等分に切る。

● 塩…ごく少々（0.3g）

ナポリタンを作る

1 鍋に水5カップ（分量外）を入れて強火にかけ、沸騰したら塩小さじ1（分量外）、スパゲッティを入れる。再び沸騰したら中火にし、袋に表示された時間どおりにゆでる。

2 豚肉に下味の材料をからめておく。フライパンにオリーブ油を中火で熱し、豚肉、にんじん、ピーマン、玉ねぎを入れてさっと炒める。

3 全体に油が回ったら、ふたをして弱めの中火で1分30秒ほど蒸し焼きにする。いったん、火を止めておく。

4 1がゆで上がったら、ざるに上げて水けをきり、3に加えて中火で炒め合わせる。調味用の材料を加えてからめ、取り出して冷ます。

キャベツのレモン漬けを作る

5 耐熱ボウルにキャベツを入れ、ふんわりとラップをかぶせて電子レンジで30秒ほど加熱する。水けを絞ってボウルに入れて冷ます。レモン、塩を加えて混ぜる。

詰める

6 弁当箱にナポリタン、容器にキャベツのレモン漬けを詰める。

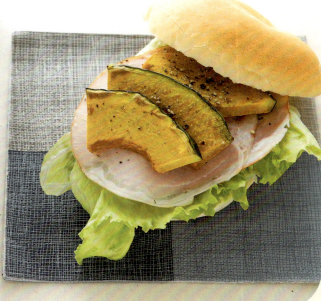

昼食 17

1人分
TOTAL
444kcal
塩分1.9g

甘いかぼちゃのソテーをサンドして、充実度をアップ。ハム、レタスとの相性も抜群。

ハムと野菜のベーグルサンド弁当

DIET POINT!
もっちりと食べごたえのある、ベーグルパンを使うこと。ベーグルは大きなサイズのものもあるので、分量に注意しましょう。

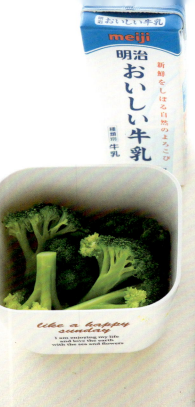

材料（1人分）と下ごしらえ

ハムと野菜のベーグルサンド　290kcal　塩分1.6g

ベーグル…小1個(70g)
厚さを半分に切る。

ロースハム…2枚(30g)

かぼちゃ(3mm幅)…1枚(40g)
長さを3等分に切る。

レタス…1枚(30g)
4つに折りたたむ。

● マヨネーズ…小さじ1、マスタード…小さじ½、粗びき黒こしょう…少々

ゆでブロッコリー　17kcal　塩分0.1g

ブロッコリー…⅙株(50g)
小房に切り分け、さらに2〜4等分に切る。水に3分ほどさらして水けをきる。

牛乳　137kcal　塩分0.2g
牛乳…1パック(200㎖)

ベーグル、かぼちゃを焼く

1 ベーグルは切り口を上にし、オーブントースターで1分ほど焼く。ベーグルの下の部分の切り口にマヨネーズ、上の部分の切り口にマスタードを塗る。

2 アルミホイルを敷いた天板にかぼちゃをのせ、オーブントースターで5〜7分焼き、冷ます。

ゆでブロッコリーを作る

3 小鍋に水1½カップ（分量外）を入れて強火にかけ、沸騰したら、塩小さじ½（分量外）、ブロッコリーを入れて1分30秒ほどゆでる。ざるに上げて水けをきり、冷ます。

ハムと野菜のベーグルサンドを仕上げる

4 ベーグルの下の部分にレタス、ハム、かぼちゃの順にのせ、粗びき黒こしょうをふる。ベーグルの上の部分をかぶせる。

詰める

5 容器などにハムと野菜のベーグルサンド、ゆでブロッコリーを詰め、牛乳を添える。

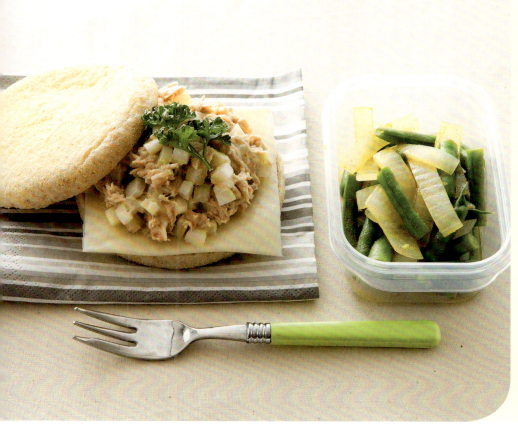

昼食 **18**

1人分
TOTAL
434kcal
塩分2.4g

マヨネーズであえたツナ、こってりチーズをはさんで充実度満点のサンドに。

ツナマヨとチーズのマフィンサンド弁当

DIET POINT!
ツナに歯ごたえのあるセロリを加えて、かさをアップ。高カロリーなマヨネーズ、油の量をきちんと守りましょう。

材料（1人分）と下ごしらえ

ツナマヨとチーズのマフィンサンド　371kcal　塩分1.8g

イングリッシュマフィン（全粒粉）…1個(67g)
厚みを半分に割る。

ツナの油漬け（缶詰）…40g
ペーパータオルに包んで、絞る。

スライスチーズ…1枚(18g)

セロリ…大1/3本(30g)
筋を取り除いて、1cm四方に切る。

パセリ…1房

● 調味用［マヨネーズ…大さじ1/2、こしょう…少々］

いんげんと玉ねぎのサラダ　63kcal　塩分0.6g

さやいんげん…5本(50g)
へたを切り落とし、4cm長さに切る。

玉ねぎ…1/2個(30g)
横に8mm幅に切る。

● ドレッシング［オリーブ油、酢…各小さじ1、塩…ごく少々(0.4g)、カレー粉…少々］

いんげんと玉ねぎのサラダを作る

1 小鍋に水1½カップ（分量外）を入れて強火にかけ、沸騰したら、塩小さじ½（分量外）、さやいんげんを入れて2分ほどゆでる。ざるに上げ、水をかけて冷まし、ペーパータオルで水けをふく。

2 耐熱ボウルに玉ねぎを入れ、ふんわりとラップをかぶせて電子レンジで40秒ほど加熱する。ペーパータオルで水けをふく。

3 ボウルにドレッシングの材料を入れて混ぜ、1、2を加えて混ぜる。

ツナマヨとチーズのマフィンサンドを作る

4 マフィンは切り口を上にし、オーブントースターで1分ほど焼く。ボウルにツナ、セロリ、調味用の材料を入れて混ぜる。マフィンの下の部分にチーズをのせ、具を混ぜたツナをのせる。パセリを添え、マフィンの上の部分をかぶせる。

詰める

5 容器などにツナマヨとチーズのマフィンサンド、いんげんと玉ねぎのサラダを詰める。

外食のとり方アドバイス

外食しても太らないコツをマスター。

コンビニでは

昼食 19 おにぎりを主食に、具だくさんのサラダなどをチョイス。
それぞれの料理に表示されたカロリー、塩分をチェックしましょう。

サラダ ＋ 鮭おにぎり ＋ 加糖ヨーグルト ＋ お茶

そのまま全部食べると

1人分 TOTAL 499kcal 塩分3.6g

↓

サラダのドレッシングを減らすと

459kcal 塩分2.2g

加糖ヨーグルト(0g)
89kcal 塩分0g
・たんぱく質＋カルシウムをプラス。
・食後に食べるとデザート感覚でおなかも落ち着く。

お茶
0kcal 塩分0g
・冷たい飲みものは体を冷やすので、できれば常温か温かいものを。
・カロリーの高い甘いドリンクは避ける。

鮭おにぎり
173kcal 塩分0.8g
・たんぱく質がとれる具をチョイス。
・たらこや焼き肉でもOK。

サラダ
ダウン **40kcal 塩分1.4g**

全部食べると	237kcal 塩分2.8g
ドレッシングを1/2量残すと	197kcal 塩分1.4g

・卵やささ身などのたんぱく質が入ったものを選ぶ。
・歯ごたえのいい生野菜をたっぷりと。

⚠ **こんなことにも注意！**

甘い菓子パンやスイーツを昼食にしない。
カロリー圏内だからといって、それだけではNG。栄養バランスが悪く、おなかもすぐにすいてしまいがち。

おでん選びにも、注意。
カロリーが低いものが多いとはいえ、塩分が高いので注意。選ぶときはおでんのこんにゃく、ちくわ、卵のほか、おにぎり、サラダも添えてバランスよく。

サンドイッチにも、サラダを添えて。
サンドイッチだけでは、たんぱく質やビタミンなどが少なめなので、写真のようなサラダをチョイスしましょう。

ダイエット中でも安心な外食の選び方と食べ方を紹介します。外食は、高カロリー、高塩分、野菜の量がとりにくい料理が多いものです。栄養バランスよく食べるためのコツをしっかりとマスターしましょう。

テイクアウト弁当では

昼食 20　幕の内弁当

焼きもの、あえもの、煮ものなどのおかずがとれます。
野菜が少なめなので、サラダを加えれば、カロリーは抑えて栄養バランスはアップ。

そのまま弁当だけを
全部食べると

1人分
TOTAL
652kcal
塩分4.1g

↓

サラダを加えて、
弁当のおかずやご飯を残すと

506kcal
塩分3.6g

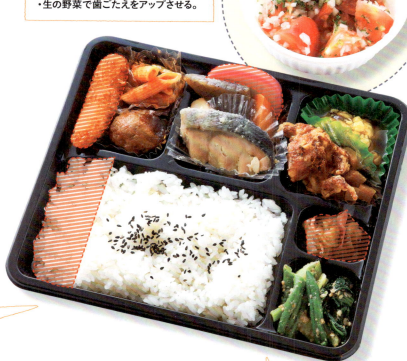

＋サラダ
49kcal　塩分0.4g
・弁当に少ないトマトやにんじんなどの緑黄色野菜をチョイス。
・生の野菜で歯ごたえをアップさせる。

ごまのせご飯　ダウン↓ 134kcal

全部食べると	342kcal 塩分0g
⅖量残すと	208kcal 塩分0g

・おかずの塩分が高いので、ご飯がついつい進みがち。最初から少なめでオーダーするか、取り分けておくこと。

おかず　ダウン↓ 61kcal 塩分0.9g

全部食べると	310kcal 塩分4.1g
えびフライ、かまぼこ、漬けものを残すと	249kcal 塩分3.2g

・揚げものが多いので、えびフライを残すと、44kcal、塩分0.2gダウン。
・たんぱく質素材が多いので、かまぼこを残すと、14kcal、塩分0.4gダウン。
・塩分の高い漬けものを残すと、3kcal、塩分0.3gダウン。

⚠ こんなことにも注意！

どんぶり弁当は避けて。
ご飯につゆの味がしっかりとしみたどんぶりスタイルのものは、ついついご飯が進んでぺろりと食べてしまいがち。カロリーはもちろん、塩分も高めなので選ばないほうがベター。

揚げもののおかずは高カロリー。
市販の揚げものは、ころもの量も多く、油を含んでいることが多いので、高カロリーです。野菜も少なめなので選ばないようにしましょう。

野菜が少ないときは、サラダやおひたしをプラス。
写真のようなサラダ以外にも、青菜のおひたしなどを選んでもOK。ポテトサラダはマヨネーズを使っている分、高カロリーなので食べ過ぎないよう注意。

PART2 昼食　外食のとり方アドバイス　19　20

そば屋では

昼食 21 肉そば ＋ わかめと長ねぎのトッピング

ざるそば1杯は284kcalでダイエット向きと思われがちですが、実はNG。とれる栄養素は、ほとんどが糖質です。肉でたんぱく質、さらに野菜や海藻のトッピングをしてバランスよく。

肉そばだけを全部食べると

1人分 TOTAL 472kcal 塩分6.0g

わかめと長ねぎのトッピングを加えてつゆを残すと

465kcal 塩分4.2g

＋ わかめと長ねぎのトッピング
10kcal　塩分0.3g

・海藻と野菜を加えて、ミネラル、ビタミンをゲット。
・ゆでほうれん草などもおすすめ。
・七味唐辛子のカプサイシンで代謝をアップ。

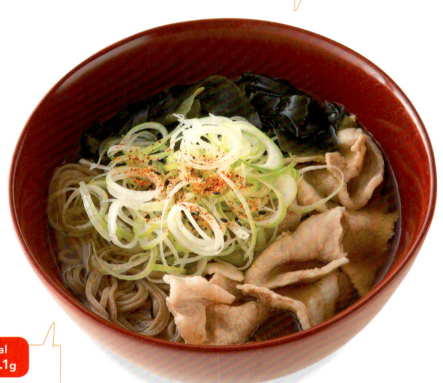

肉そば

ダウン 17kcal 塩分2.1g

| 全部食べると | 472kcal　塩分6.0g |
| つゆを½量残すと | 455kcal　塩分3.9g |

・そばは全量食べる。
・肉そばのように、たんぱく質がとれるものを選ぶ。ちくわ天、えび天などでもよい。その場合は、夕食で油を控えて。
・肉が少量のときは、温泉卵をプラス。

⚠ **こんなことにも注意！**

麺＋ご飯もののセットは避ける。
ざるそば＋親子丼などの主食同士のセットメニューはNG。主食に含まれる糖質は急激に血糖値を上げてしまい、肥満の原因になります。

冷たいものより、温かいものがベター。
熱いからといって冷やしたぬきそばなどの冷たいものを食べながら、冷たい水を飲んだりするのは避けましょう。消化機能が低下する原因にもなりかねません。

中華料理屋では

昼食　ご飯の量を減らし、塩分の高いスープとザーサイは残して。炒めものは、たんぱく質素材とたっぷりの野菜をとることができます。塩分のとり過ぎに注意しましょう。

22 肉野菜炒め定食

そのまま全部食べると

1人分
TOTAL
805kcal
塩分4.5g

↓

スープ、ザーサイ、ご飯を残すと

649kcal
塩分2.9g

ザーサイ
ダウン 7kcal　塩分0.5g

| 全部食べると | 11kcal　塩分0.8g |
| 2/3量残すと | 4kcal　塩分0.3g |

・塩分が高めなので減らすこと。

肉野菜炒め
436kcal　塩分2.1g

・全量を食べる。
・味が濃い場合は、酢をたっぷりとかけて汁けをきりながら食べる。
・にらレバ炒めや青椒肉絲(チンジャオロースー)にしてもよい。

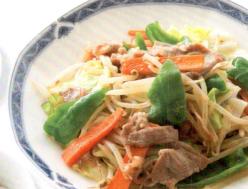

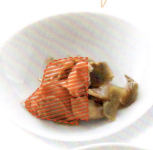

ご飯
ダウン 134kcal

| 全部食べると | 336kcal　塩分0g |
| 2/3量残すと | 202kcal　塩分0g |

・量を120gにする。最初から「半量ほどで」とオーダーするとよい。

スープ
ダウン 15kcal　塩分1.1g

| 全部食べると | 22kcal　塩分1.6g |
| 2/3量残すと | 7kcal　塩分0.5g |

・塩分が高く、むくみの原因になるので残す。

⚠ **こんなことにも注意！**

ラーメン＋ライスセットは避けて。
どちらも主食なので、栄養バランスがよくない。ラーメンなら、煮卵、青菜、コーンなどのトッピングを追加オーダーし、汁は飲まないのがベター。

つけ麺タイプは、麺の量が多め。
一般的につけ麺は、ラーメンよりも麺の量が多め。その分、カロリー、塩分も高めなので注意しましょう。つゆも飲まないように。また、野菜たっぷりのちゃんぽんは、栄養バランスはよいが、塩分が高めなのでスープを残して。

PART2 昼食　外食のとり方アドバイス　21　22

和食屋では

昼食

23 お刺し身定食

油控えめでローカロリー。濃い味つけなので、ご飯の食べ過ぎに注意しましょう。漬けものの代わりに青菜のおひたしがおすすめです。焼き魚定食でもOK。

定食全部を食べると

1人分 TOTAL 610kcal 塩分4.5g

豚汁、漬けもの、ご飯を残すと

456kcal 塩分3.3g

刺し身
163kcal 塩分0.5g
- 良質のたんぱく質がとれるので、全量を食べる。
- 大根のつまや青じそも食べて、栄養価とボリュームをアップ。

つけじょうゆ（小）
4kcal 塩分0.9g
- 小さじ1杯を使う。塩分をとり過ぎないように注意して。

漬けもの
ダウン ↓ 4kcal 塩分0.6g

全部食べると	9kcal	塩分1.3g
½量残すと	5kcal	塩分0.7g

- 塩分が高いので残す。

ご飯
ダウン ↓ 134kcal

全部食べると	336kcal	塩分0g
⅖量残すと	202kcal	塩分0g

- 量を120gにする。最初から「半量ほどで」とオーダーするとよい。

豚汁
ダウン ↓ 16kcal 塩分0.6g

全部食べると	98kcal	塩分1.8g
⅓量残すと	82kcal	塩分1.2g

- 汁を⅓量残し、具は残さずに食べる。

⚠ **こんなことにも注意！**

握りずしは栄養バランスが偏りがち。
カロリーはまずまずですが、魚＋ご飯の組み合わせなので、とれる栄養素がほぼたんぱく質と糖質のみ。おすしは6貫ほどにして野菜の小鉢などをとるのがおすすめ。

魚は適量をチョイス。
ヘルシーなイメージの魚ですが、とり過ぎには、やはりカロリー、塩分過多の原因になってしまいます。たとえば、焼き魚の魚がさばの半身分あったり、ほっけの開きだったり。一食の適量は、中程度のあじ1尾分ということを覚えておいて。

何にでもしょうゆをかけない。
食べる前に、何にでもしょうゆをかけるクセはNG。しょうゆは小さじ1杯で0.9gもの塩分があります。

ファミレスでは

昼食 ご飯、フライドポテト、サラダのドレッシングを減らして。
加熱野菜と生野菜が食べられるものをチョイスしましょう。

24 和風ハンバーグセット

定食全部を食べると

1人分 TOTAL 828kcal 塩分3.8g

↓

ポテト、サラダの
ドレッシング、
ご飯を残すと

633kcal 塩分3.3g

サラダ

ダウン 19kcal 塩分0.3g

全部食べると	52kcal 塩分0.6g
ドレッシングを½量残すと	33kcal 塩分0.3g

・カロリーオーバー、塩分のとり過ぎを防ぐために
ドレッシングは½量だけをかける。

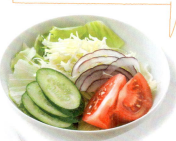

ご飯

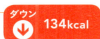
ダウン 134kcal

全部食べると	336kcal 塩分0g
⅖量残すと	202kcal 塩分0g

・量を120gにする。最初から「半量ほどで」
とオーダーするとよい。

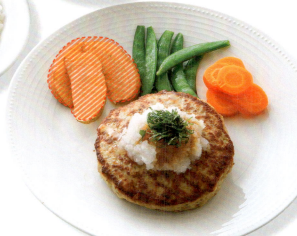

ハンバーグ

ダウン 42kcal 塩分0.2g

全部食べると	440kcal 塩分3.2g
フライドポテトを残すと	398kcal 塩分3.0g

・ハンバーグは全量食べる。
・つけ合わせは高カロリーなフライドポテトを残す。

⚠ **こんなことにも注意！**

デミグラスソースやチーズは高カロリー。
同じハンバーグでも、デミグラスソースをからめたり、チーズをのせたものは、
高脂肪なのでカロリーも高め。

ドリンクバーにも注意。
甘い炭酸飲料は、高カロリー。飲み過ぎるとよけいにのどが乾いてしまいます。
飲むなら、ノンカロリーのウーロン茶やコーヒー、紅茶を選んで。

ピザやサンドイッチも食べ過ぎの原因に。
ピザやサンドイッチは残しづらいので、つい全量をぺろりと食べてしまいがち。

PART2 昼食 外食のとり方アドバイス 23 24

> あまったカロリーで食べられます。

大好きな甘いものをがまんしてイライラするのは、ストレスのもと。ダイエットにもよくありません。体にもおいしい、フルーツや乳製品などを使って、ゆったり気分で楽しみながら作ってみましょう。

ヘルシー素材で超簡単 80kcal以下の手作りおやつ

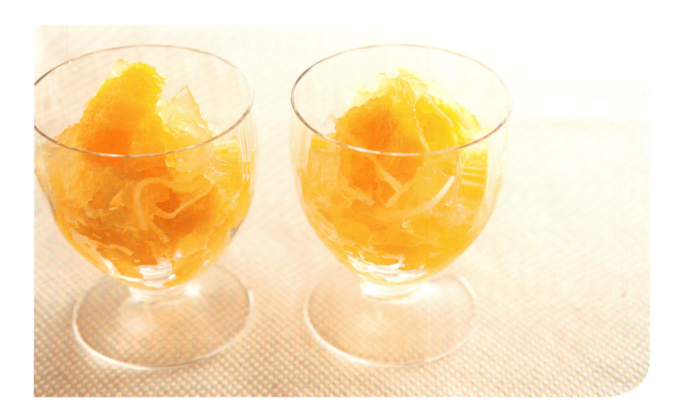

あまったカロリーで 21

しょうがのせん切りを加えて、さわやかな味に。美肌効果も満点です。

ジンジャーオレンジゼリー

1人分 62kcal 塩分0g

材料（作りやすい分量・3人分）
- オレンジ…大1個（200g）
- しょうがのせん切り…1かけ分
- 水…大さじ3
- 粉ゼラチン…5g
- シロップ
  - 水…¾カップ
  - 砂糖…大さじ2
- レモン汁…大さじ1

1 オレンジは皮をむき、四つ割りにして白い部分を取り除く。横に1cm幅に切る。

2 小さめのボウルに水を入れ、粉ゼラチンをふり入れて混ぜ、5分ほどおいてふやかす。

3 ステンレスの小鍋にしょうが、シロップの材料を入れて中火にかける。煮立ったらふたをして弱火で3分ほど煮る。

4 3に1を加え、さらに1分ほど煮る。火を止めて2、レモン汁を加えて混ぜる。ボウルに移して冷まし、ラップをかぶせて、冷蔵庫でさらに1時間ほど冷やし固める。スプーンですくって器に盛る。日もちは3〜4日を目安に。

あまったカロリーで 22

青じその豊かな香りはリラックス効果もあります。
キウイは低カロリーでビタミンCがたっぷり。

キウイと青じそのシャーベット

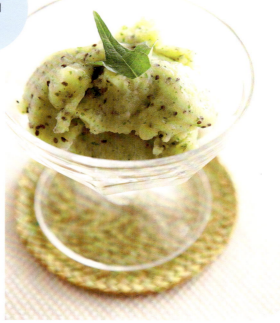

1人分
64kcal
塩分0g

材料（作りやすい分量・4人分）
キウイ…大3個（300g）
青じそ…5枚
はちみつ…大さじ1½

1 キウイは皮をむき、1cm幅の輪切りにする。ラップを敷いたバットにキウイをのせ、ラップをかぶせて冷凍庫に半日ほど入れて凍らせる。

2 青じそは軸を取り除く。

3 室温に1を3分ほど出してから、フードプロセッサー（またはミキサー）に入れ、2、はちみつを加えてなめらかになるまで回す。密閉容器に入れ、再び冷凍庫に入れて1時間ほどおく。

4 器に盛り、あれば青じその葉少々を添える。日もちは、2週間ほどを目安に。

あまったカロリーで 23

健康素材を組み合わせたヘルシードリンク。
腸の働きをスムーズ＆活発にしてくれます。

甘酒ヨーグルト

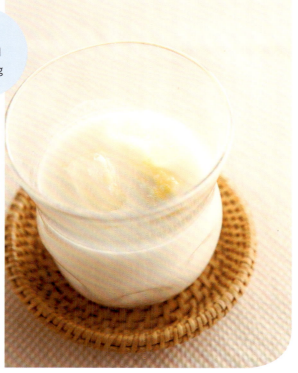

1人分
80kcal
塩分0.1g

材料（1人分）
甘酒（市販品・麹で作ったもの）…60g
プレーンヨーグルト…50g
しょうがのすりおろし…⅓かけ分
氷…適量

グラスに甘酒、ヨーグルトを入れて混ぜる。氷、しょうがを加えてさらに混ぜる。

> あまったカロリーで食べられます。

おやつを楽しむときは、食べる分だけを器に取り出して食べることが大事です。
そうすると食べ過ぎを防ぐことができ、適量を自分の目でしっかりと確認できます。

ささっと食べたいときはコレ　50kcal以下のお手軽おやつ

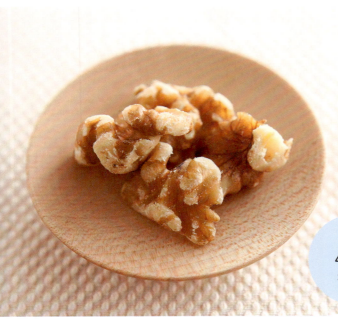

あまったカロリーで 24

血糖値や食欲を抑える効果があると言われています。油、塩を使っていないものを選んで。

くるみ

材料（1人分）
むきくるみ（いったもの・食塩不使用）…7g

1人分
48kcal
塩分0g

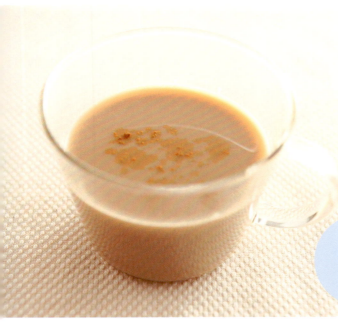

あまったカロリーで 25

ほっと心もなごむおいしさです。シナモンは体の末端の血流を促す効果も。

ジンジャーシナモンティー

材料（1人分）
紅茶（ティーバッグ）…1袋
水…120mℓ
しょうがのすりおろし…1かけ分
牛乳…¼カップ
シナモンパウダー…少々

1 カップにしょうがのすりおろしを絞り入れておく。

2 小鍋に水を入れて強火にかけ、沸騰したら火を止める。ティーバッグを加え、ふたをして3分ほどおく。

3 2に牛乳を加え、中火でさっと温める。ティーバッグを取り出して1に注ぎ入れ、シナモンパウダーをふる。

1人分
38kcal
塩分0.1g

あまったカロリーで 26

夏バテ解消効果のあるアスパラギン酸、塩分を排出するカリウムが豊富。

なし

材料（1人分）
なし…小½個（100g）

3等分のくし形切りにし、皮をむいて芯を取り除く。

1人分
43kcal
塩分 0g

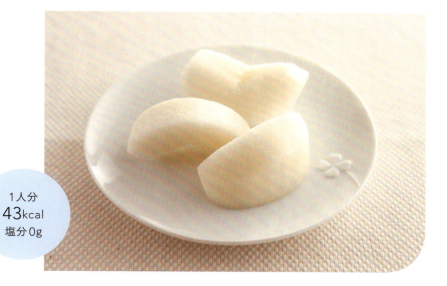

あまったカロリーで 27

ナッツはダイエット中のおやつに大活躍。アーモンドには体の酸化を防ぐ働きもあります。

アーモンド

材料（1人分）
アーモンド（いったもの・食塩不使用）…8g

1人分
48kcal
塩分 0g

あまったカロリーで 28

カリウム、β-カロテン、ビタミンCを含む優秀素材。適量をいただきましょう。

メロン

材料（1人分）
メロン…⅛個（100g）

種と皮を取り除き、一口大に切る。

1人分
42kcal
塩分 0g

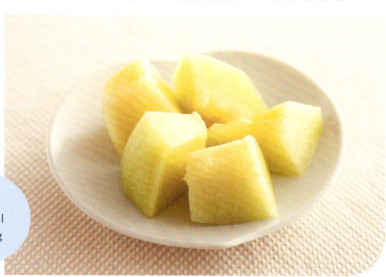

PART3

おいしい、ヘルシー、簡単に作れます。
夕食600kcal以下

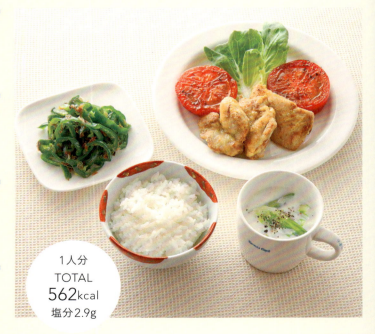

一日の終わりにゆったり気分でいただきたい、栄養バランス抜群の夕食です。
色とりどりの野菜をたっぷりと使い、見た目の満足感を得ることができます。
ここでは、中で掲載した料理のおすすめの組み合わせ例を紹介します。
朝食や昼食で汁ものを食べた人は、汁ものでないサブおかずを選んでください。
できれば、メインおかずは肉、魚介、大豆製品を毎日ローテーションで食べるのがおすすめです。

スパイシーな味つけのメインには、ミルク味のスープ、おかか風味のサブおかずを組み合わせて。
いろんな味が楽しめるので、満足感いっぱい。

夕食 メインおかず p72
05 鶏肉のカレー焼き
238kcal　塩分1.2g

夕食 サブおかず① p120
25 レタス入りミルクスープ
87kcal　塩分1.1g

夕食 サブおかず② p127
08 ピーマンのおかかじょうゆ
35kcal　塩分0.6g

＋ ご飯120g
202kcal　塩分0g

1人分 TOTAL
562kcal
塩分2.9g

夏野菜をふんだんに取り入れた、さっぱりとした味わいの栄養満点メニュー。
夏バテ解消にも効果的。

夕食 メインおかず	p75
08 豚肉の香味野菜巻き 247kcal　塩分1.0g	

夕食 サブおかず①	p119
24 かぼちゃのみそ汁 88kcal　塩分1.3g	

夕食 サブおかず②	p128
09 ズッキーニの塩昆布あえ 33kcal　塩分0.5g	

  ご飯 120g
202kcal　塩分0g

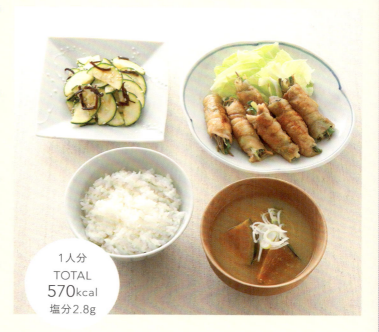

1人分
TOTAL
570kcal
塩分2.8g

肉がメインの献立は、食物繊維、ビタミン、ミネラルがしっかりとれる
サブおかずを添えてバランスよく。

夕食 メインおかず	p80
13 ステーキサラダ 240kcal　塩分1.3g	

夕食 サブおかず①	p120
26 おからのカレースープ 98kcal　塩分1.1g	

夕食 サブおかず②	p124
02 にんじんのナムル 34kcal　塩分0.3g	

  ご飯 120g
202kcal　塩分0g

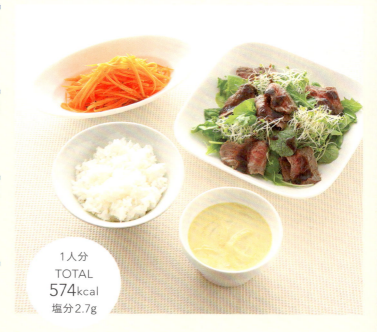

1人分
TOTAL
574kcal
塩分2.7g

和風、洋風をおいしくミックスした「おうちならでは」の献立。
白いご飯によく合います。

夕食 メインおかず	p88
21 ひき肉の玉ねぎサンド焼き 250kcal　塩分1.4g	

夕食 サブおかず①	p116
18 長いもといんげんのみそ汁 84kcal　塩分1.3g	

夕食 サブおかず②	p126
05 キャベツの粒マスタードあえ 32kcal　塩分0.2g	

＋ ご飯120g　202kcal　塩分0g

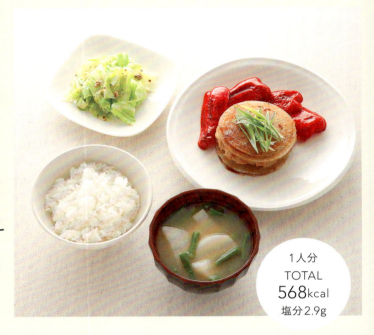

1人分 TOTAL
568kcal
塩分2.9g

しみじみとしたおいしさを味わう、和風献立。
塩、みそ、めんつゆの3種類の味つけの変化を楽しみます。

夕食 メインおかず	p96
29 さばのごま塩焼き 242kcal　塩分1.4g	

夕食 サブおかず①	p116
17 なすと厚揚げのみそ汁 98kcal　塩分1.3g	

夕食 サブおかず②	p130
13 ブロッコリーのおひたし 39kcal　塩分0.3g	

＋ ご飯120g　202kcal　塩分0g

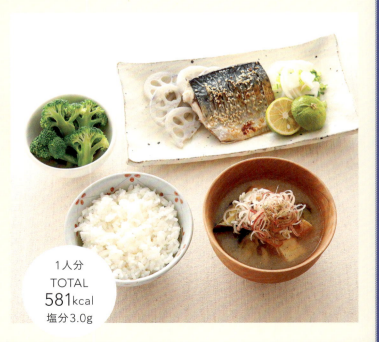

1人分 TOTAL
581kcal
塩分3.0g

おしゃれな洋風献立。それぞれの料理を異なる3種の調理器具で作るので、
スピーディーに仕上がります。

夕食 メインおかず		p98
31	鮭のマヨパン粉焼き 242kcal　塩分1.1g	

夕食 サブおかず①		p123
32	キャベツとトマトのスープ 100kcal　塩分1.2g	

夕食 サブおかず②		p127
07	カリフラワーのピクルス 30kcal　塩分0.5g	

+ ご飯120g
202kcal　塩分0g

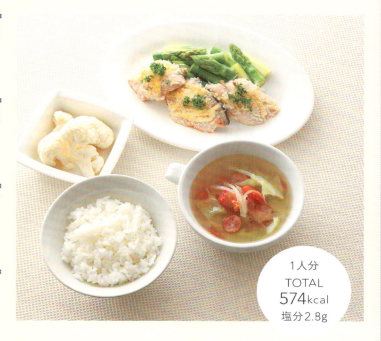

1人分
TOTAL
574kcal
塩分2.8g

夏野菜たっぷりの元気が出る献立。
良質のたんぱく質、ビタミン、ミネラルが豊富。

夕食 メインおかず		p102
35	ゴーヤーチャンプルー 242kcal　塩分1.2g	

夕食 サブおかず①		p111
08	ごぼうとにんじんのきんぴら 82kcal　塩分0.8g	

夕食 サブおかず②		p131
16	たたききゅうりの黒ごまあえ 30kcal　塩分0.3g	

 + ご飯120g
202kcal　塩分0g

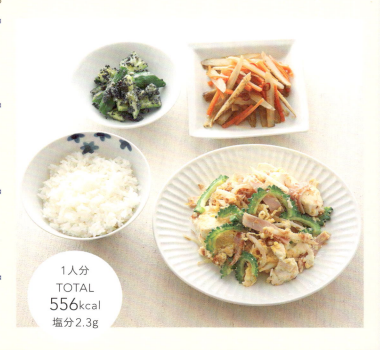

1人分
TOTAL
556kcal
塩分2.3g

250kcal 以下　メインおかず

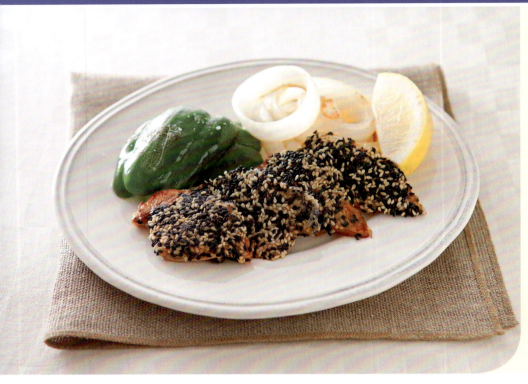

夕食 メインおかず

01

1人分 TOTAL
236kcal
塩分1.2g

ささ身は、肉類の中では低カロリーでたんぱく質も豊富。ごまの香りが広がります。

ささ身の2色ごま焼き

DIET POINT!
つけ合わせにも野菜をたっぷりと添えて、充実度アップ。ごまに含まれるビタミンEは、悪玉コレステロールの酸化を防ぐ働きもあります。

材料（1人分）と下ごしらえ

 鶏ささ身…小2本（80g）
筋を取り除き、薄い斜めそぎ切りにする。

 ピーマン…1個（30g）
縦半分に切り、へたと種を取り除く。

 玉ねぎ（1cm幅の輪切り）…1枚（50g）

 白いりごま、黒いりごま…各大さじ½
混ぜる。

 レモンのくし形切り…1切れ

● しょうゆ…小さじ1、水溶き片栗粉［水、片栗粉…各小さじ1］、サラダ油…大さじ½、ポン酢しょうゆ…小さじ½

下味などをつける

1 ささ身にしょうゆを加えてもみ込んでおく。小さなボウルに水溶き片栗粉の材料を入れて溶いておく。

炒める

2 フライパンにサラダ油を中火で熱し、ピーマン、玉ねぎを入れる。1のささ身の片面に1の水溶き片栗粉をつけ、ごまをまぶしつける。ごまの面を下にしてフライパンのあいているところに入れ、ふたをして1分ほど蒸し焼きにする。

調味する

3 ピーマン、玉ねぎ、ささ身の上下を返し、ふたをしてさらに2分ほど蒸し焼きにする。器にささ身を盛り、ピーマン、ほぐした玉ねぎを盛る。野菜にポン酢しょうゆをかけ、レモンを添える。

おすすめのダイエット献立　TOTAL **553kcal**　塩分2.9g

彩りのよいさまざまな野菜が食べられる、和風の献立に。

+ 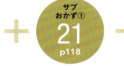 サブおかず① **21** p118
里いもと小松菜のみそ汁
81kcal　塩分1.3g

+ サブおかず② **06** p126
トマトと青じそのレモンあえ
34kcal　塩分0.4g

+ ご飯120g
202kcal　塩分0g

肉類、魚介、大豆製品で作る良質のたんぱく質がとれる、ボリューム満点のおかずです。野菜をたっぷりと使ってヘルシーに仕上げましょう。

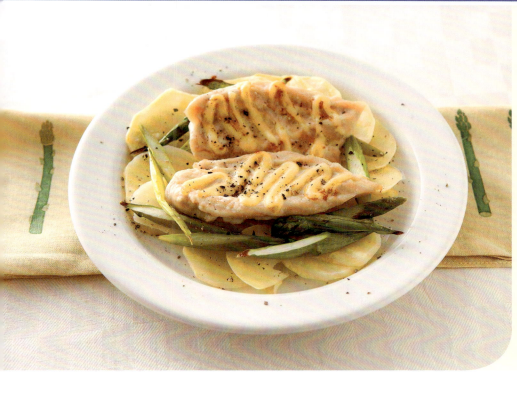

夕食 メインおかず
02

1人分
TOTAL
232kcal
塩分1.1g

ささ身もつけ合わせも、オーブントースターで一度に焼くだけ。

ささ身の
マヨネーズソテー

DIET POINT!
高カロリーのマヨネーズやサラダ油は、素材に直接絞ったり、からめたりするので必要最低限の量でOKです。

PART3 夕食 メインおかず／鶏肉で 01 02

材料（1人分）と下ごしらえ

鶏ささ身…小2本(80g)
筋を取り除く。真ん中に厚みの半分まで切り目を入れ、そのあと左右に包丁を入れて観音開きにする。

じゃがいも…1個(100g)
皮をむき、薄い輪切りにする。水に3分ほどさらして水けをふく。

グリーンアスパラガス…2本(40g)
根元を3cmほど切り落とし、根元から⅓ほどの皮をむく。薄い斜め切りにする。

● 下味［酒…小さじ1、塩…ごく少々(0.7g)］、マヨネーズ…大さじ½、サラダ油…小さじ½、塩…ごく少々(0.3g)、粗びき黒こしょう…少々

天板に材料をのせる

1 ささ身は下味の材料をからめておく。

2 天板にアルミホイルを敷いて1をのせ、マヨネーズを細く絞る。

3 ボウルにじゃがいも、アスパラガスを入れ、サラダ油を加えてからめる。2の天板のあいているところに広げ、塩をふる。

焼く

4 オーブントースターに3を入れ、7分ほど焼く。器にじゃがいも、アスパラガスを盛り、ささ身をのせる。粗びき黒こしょうをふる。

おすすめのダイエット献立 TOTAL **550**kcal 塩分2.6g

こくのあるメインおかずに、さっぱり味の副菜2品の組み合わせ。

+ サブおかず① **09** p112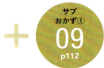
かぶの黒ごまあえ
79kcal 塩分0.8g

+ サブおかず② **12** p129
アスパラガスとちくわのさっと煮
37kcal 塩分0.7g

+
ご飯120g
202kcal 塩分0g

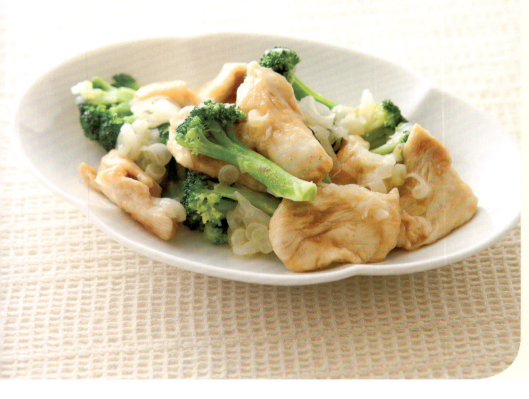

夕食 メインおかず

03

1人分
TOTAL
233kcal
塩分1.1g

中華炒めも、材料と分量を守れば大丈夫。素材の持ち味を生かして薄味に。

鶏肉とブロッコリーの塩炒め

DIET POINT!
鶏肉は胸肉の皮なしを使えば、たっぷり80gもOK。ブロッコリーは生のまま炒めると、歯ごたえがアップして満足感が得られます。

材料（1人分）と下ごしらえ

鶏胸肉（皮なし）…80g
一口大、5mm厚さのそぎ切りにする。

ブロッコリー…⅓株（80g）
小房に切り分け、さらに縦半分に切る。水に3分ほどさらして水けをきる。

長ねぎ…⅓本（30g）
3mm幅の小口切りにする。

● 下味［酒、しょうゆ…各小さじ½、片栗粉、サラダ油…各小さじ1］、
合わせ調味料［水…大さじ2、酒…小さじ1、鶏がらスープの素（顆粒）…小さじ¼、塩…ごく少々(0.3g)、こしょう…少々］、
サラダ油…大さじ½

下味などをつける

1 鶏肉は下味の材料をからめておく。ボウルに合わせ調味料の材料を混ぜておく。

炒める

2 フライパンにサラダ油を中火で熱し、1の鶏肉を入れて炒める。肉の色が変わったら、ブロッコリー、長ねぎを入れて炒め合わせ、1の合わせ調味料を加える。

蒸し焼きにする

3 煮立ったら、ふたをして弱めの中火で1分30秒ほど蒸し焼きにする。全体をさっと混ぜ、器に盛る。

おすすめのダイエット献立 TOTAL **552**kcal 塩分2.6g

食べごたえ満点の中華風献立。具だくさんのスープで充実感アップ。

+ サブおかず① **27** p121
きのこ入り春雨スープ
86kcal 塩分1.0g

+ サブおかず② **15** p131
ちぎりレタスのおかかサラダ
31kcal 塩分0.5g

+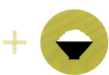
ご飯120g
202kcal 塩分0g

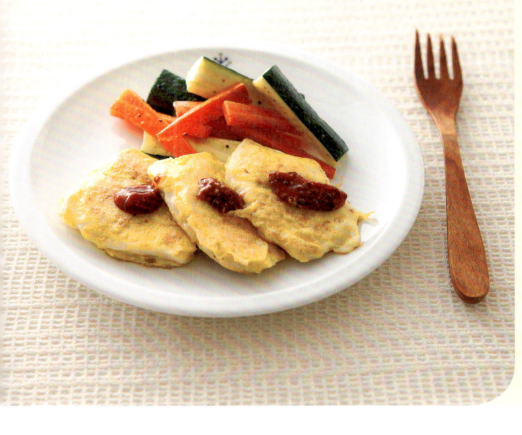

夕食 メインおかず
04

1人分
TOTAL
242kcal
塩分1.2g

溶き卵をからめて焼けば、ふっくらとやわらか。ボリュームもアップして食べごたえ満点。

鶏肉のピカタ

DIET POINT!
2種の野菜の歯ごたえ、色合い、おいしさの違いを楽しみましょう。ほんのり甘くて酸味のあるソースで味を引きしめ、満足感をアップ。

材料（1人分）と下ごしらえ

鶏胸肉（皮なし）…80g
3等分、5mm厚さのそぎ切りにする。

溶き卵…½個分*（25g）
*あまった卵は汁ものなどに入れるとよい。

ズッキーニ…小⅓本（50g）
四つ割りにする。

にんじん…小⅓本（30g）
皮をむき、縦半分に切ってから縦に3mm幅に切る。

● 下味［塩…ごく少々（0.5g）、こしょう…少々］、
小麦粉…適量、サラダ油…小さじ2（8g）、塩…ごく少々（0.3g）、粗びき黒こしょう…少々、
ソース［トマトケチャップ…小さじ1、粒マスタード…小さじ½］

下味などをつける

1 鶏肉に下味の材料をふり、小麦粉を薄くまぶしつける。

焼く

2 フライパンにサラダ油小さじ1½を中火で熱し、1に溶き卵をからめてから入れる。フライパンのあいているところに、サラダ油小さじ½を中火で熱し、ズッキーニ、にんじんを入れて1分ほど焼く。

3 鶏肉、ズッキーニ、にんじんの上下を返してさらに1分ほど焼く。ズッキーニ、にんじんを取り出して器に盛り、塩、粗びき黒こしょうをふる。

仕上げる

4 鶏肉にもう一度、溶き卵をからめてフライパンに入れ、中火で両面をさっと焼く。3の器に盛り、ソースの材料を混ぜてかける。

おすすめのダイエット献立 TOTAL **564kcal** 塩分3.1g

こってり味の洋風メインおかずに、和風のサブおかず2品を添えてアクセントに。

+ サブおかず① **23** p119
絹さやと油揚げのみそ汁
85kcal 塩分1.3g

+ サブおかず② **08** p127
ピーマンのおかかじょうゆ
35kcal 塩分0.6g

+
ご飯120g
202kcal 塩分0g

PART3 夕食 メインおかず／鶏肉で 03 04

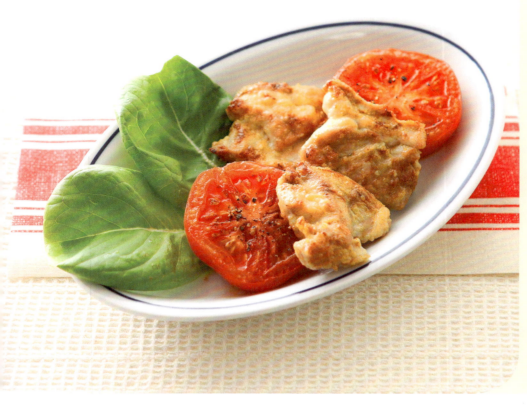

夕食 メインおかず

05

1人分 TOTAL
238kcal
塩分1.2g

鶏もも肉とリコピンたっぷりの健康素材・トマトをいっしょにソテーして。

鶏肉のカレー焼き

DIET POINT!
カレー粉のスパイシーな香りで、薄味でも満足感いっぱいです。焼いたトマトはソース代わりになり、食べごたえも満点の仕上がりに。

材料（1人分）と下ごしらえ

鶏もも肉（皮なし）…100g
3等分、1cm厚さのそぎ切りにする。

トマト…1個（150g）
へたを取り除き、へたと逆側を少し切り落として厚みを半分に切る。

サラダ菜…小2枚（10g）

● 下味[カレー粉…小さじ¼、おろしにんにく…少々、塩…ごく少々（0.8g）]、小麦粉…適量、オリーブ油…小さじ2、調味用[塩…ごく少々（0.3g）、粗びき黒こしょう…少々]

下味などをつける
1 鶏肉に下味の材料をからめ、小麦粉を薄くまぶしつける。

蒸し焼きにする
2 フライパンにオリーブ油を中火で熱して1を入れ、フライパンのあいているところにトマトを入れてさっと焼く。ふたをして弱めの中火で3分ほど蒸し焼きにする。

仕上げる
3 ふたを取り、鶏肉、トマトの上下を返してさっと焼く。トマトを取り出し、調味用の材料をふる。鶏肉はさらに2～3分焼く。器に鶏肉、トマト、サラダ菜を盛る。

おすすめのダイエット献立 TOTAL **562**kcal　塩分2.9g

メインおかずがカレー味なので、ミルク味、しょうゆ味のサブおかずを添えてバランスよく。

＋ サブおかず① **25** p120 ＋ サブおかず② **08** p127 ＋ ご飯120g

レタス入りミルクスープ　87kcal　塩分1.1g
ピーマンのおかかじょうゆ　35kcal　塩分0.6g
ご飯120g　202kcal　塩分0g

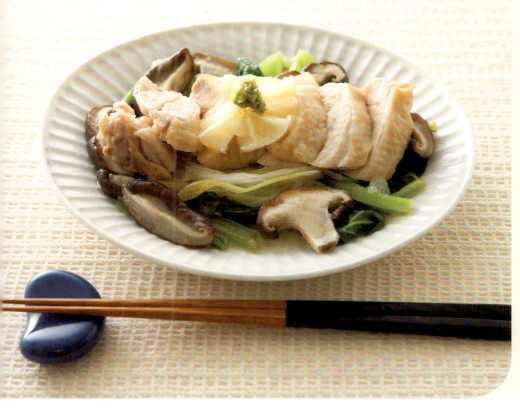

夕食 メインおかず

06

1人分
TOTAL
237kcal
塩分1.4g

レモン＋ゆずこしょうでさわやかなおいしさに。昆布のうまみもじんわり。

鶏肉と野菜のレモン蒸し

DIET POINT!
ノンオイル仕立てでさっぱりとヘルシーに。油を使わない分、鶏肉は皮つきを使ってもOK。しっとりとおいしく仕上がります。

材料（1人分）と下ごしらえ

鶏胸肉（皮つき）…90g
余分な脂肪を取り除き、皮とは逆側に切り目を2cm間隔に入れて筋を切る。

長ねぎ…1/3本（30g）
1cm幅の斜め切りにする。

昆布（4×8cm）…1枚
さっと水洗いをして、水けをふく。

小松菜…小2株（40g）
根元に十文字の切り目を入れ、4cm幅に切る。

生しいたけ…2枚（30g）
石づきを切り落とし、3mm幅に切る。

レモンの輪切り…1枚分
皮を取り除き、半分に切る。

● 塩…小さじ1/5、水…1/2カップ、酒…大さじ2、ゆずこしょう…小さじ1/4

蒸し煮にする

1 鶏肉に塩をふっておく。

2 小鍋に水を入れ、昆布、長ねぎ、1をのせ、まわりに生しいたけを散らす。鶏肉に酒をふり、レモンをのせて中火にかける。

3 煮立ったら弱火にし、ふたをして10分ほど蒸し煮にする。小松菜を加えてふたをしてさらに中火で1分ほど蒸し煮にする。

仕上げる

4 鶏肉、レモンを取り出す。鶏肉は1cm幅に切る。

5 昆布を取り除き、小松菜、長ねぎ、しいたけを器に盛る。鶏肉、レモンをのせ、蒸し汁を適量かけてゆずこしょうを添える。

おすすめのダイエット献立 TOTAL **562kcal** 塩分2.6g

メインおかずがあっさりとしたノンオイル調理なので、サブおかず2品でパンチをつけて。

+ サブおかず① **08** p111
ごぼうとにんじんのきんぴら
82kcal 塩分0.8g

+ サブおかず② **19** p133
いんげんのオイスターマヨあえ
41kcal 塩分0.4g

+
ご飯120g
202kcal 塩分0g

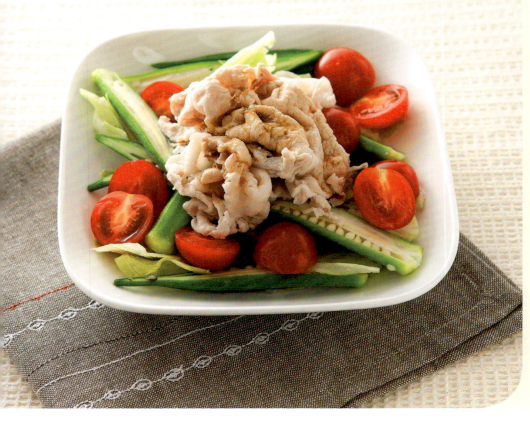

夕食 メインおかず

07

1人分
TOTAL
245kcal
塩分1.1g

カラフルな色合いも楽しいサラダ。わさび
＋ポン酢しょうゆのたれでおいしく。

豚しゃぶサラダ

DIET POINT!
豚肉にかみごたえのある野菜を組み合わせて、おいしくボリュームアップ。ドレッシングにオリーブ油を加えることで、こくとうまみが倍増。

材料（1人分）と下ごしらえ

豚ロース薄切り肉
（しゃぶしゃぶ用）
…7枚（70g）

オクラ…5本（50g）
がくを薄く削る。塩少々（分量外）をまぶしてこすり、水洗いをする。

プチトマト…5個（50g）
へたを取り除いて、縦半分に切る。

レタス…1枚（30g）
一口大にちぎる。

●ドレッシング［ポン酢しょうゆ…大さじ½、オリーブ油…小さじ½、おろしわさび、こしょう…各少々］

ゆでる

1 小鍋に水1½カップ（分量外）を入れて強火にかけ、沸騰したら、塩小さじ½（分量外）、オクラを入れて1分ほどゆでる。取り出して水につけて冷まし、水けをふいて、縦半分に切る。

2 1の鍋に酒大さじ1（分量外）、豚肉を加えて弱火でゆでる。肉の色が変わったら、ざるに上げて水けをきる。

調味する

3 器にオクラ、プチトマト、レタスを合わせて盛り、2をのせる。ドレッシングの材料を混ぜてからかける。

おすすめのダイエット献立 TOTAL **563**kcal 塩分2.5g

食欲がないときや、暑い日におすすめのさっぱり献立。やさしい味わいが魅力です。

＋ サブおかず① **06** p110 ＋ サブおかず② **09** p128 ＋ ご飯120g

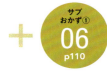
水菜と油揚げの煮もの
83kcal　塩分0.9g

ズッキーニの塩昆布あえ
33kcal　塩分0.5g

ご飯120g
202kcal　塩分0g

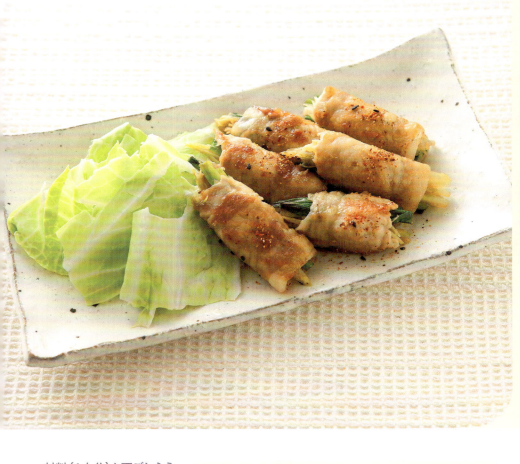

夕食 メインおかず

08

1人分
TOTAL
247kcal
塩分1.0g

青じそ、みょうが、しそ、万能ねぎ。香りの豊かな野菜を巻いて、しみじみおいしく。

豚肉の香味野菜巻き

 DIET POINT!
表面がかりっと香ばしく焼けて、脂が落ちてヘルシー。仕上げの七味唐辛子のカプサイシンで燃焼パワーをアップ。

材料（1人分）と下ごしらえ

 豚ロース薄切り肉（しゃぶしゃぶ用）…6枚（60g）

万能ねぎ…2本
みょうがの長さに合わせて、切る。

みょうが…2個（30g）
縦半分に切ってから縦に薄切りにする。

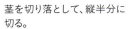 **青じそ…3枚**
茎を切り落として、縦半分に切る。

 しょうが…1かけ
皮をむいてせん切りにする。

 キャベツ…小1枚（30g）
一口大にちぎる。

● 小麦粉…適量、サラダ油…小さじ1、調味用［酒、しょうゆ、みりん…各小さじ1］、七味唐辛子…少々

香味野菜を6等分にする

1 青じそ、万能ねぎ、しょうが、みょうがを合わせ、6等分にする。

巻く

2 豚肉の幅の広いほうを手前に縦長に置き、1を等分にのせて巻く。小麦粉を薄くまぶしつける。

焼く

3 フライパンにサラダ油を中火で熱し、2の巻き終わりを下にして入れる。ふたをして弱めの中火で2分ほど焼く。ふたを取って中火にし、ころがしながら全体を焼く。

調味する

4 余分な脂をペーパータオルでふき、調味用の材料を加えてからめる。器に盛り、キャベツを添えて七味唐辛子をふる。

おすすめのダイエット献立 TOTAL **570**kcal 塩分2.8g

夏野菜をふんだんに取り入れた、栄養満点メニュー。夏バテ解消にも効果的。

+ サブおかず① **24** p119 かぼちゃのみそ汁 88kcal 塩分1.3g

+ サブおかず② **09** p128 ズッキーニの塩昆布あえ 33kcal 塩分0.5g

+ ご飯120g 202kcal 塩分0g

PART3 夕食 メインおかず／豚肉で 07 08

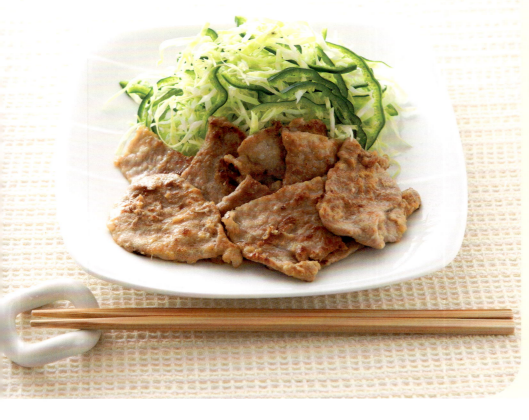

夕食 メインおかず
09
1人分
TOTAL
238kcal
塩分1.2g

市販のめんつゆで味つけをするから、超簡単。しょうがの香りがアクセント。

豚肉のしょうが焼き

 DIET POINT!
豚肉で野菜を巻いて食べると、ボリュームがあって食べごたえも満点。キャベツだけでなく、ピーマンの食感と香りも加わっていっそう美味。

材料(1人分)と下ごしらえ

豚もも薄切り肉…80g
5〜6cm長さに切る。

しょうが…1かけ
皮をむいてすりおろす。

キャベツ…1枚(50g)
3〜4cm長さのせん切りにする。

ピーマン…1個(30g)
縦半分に切ってへたと種を取り除き、横に薄切りにする。

● 下味[めんつゆ(市販品・3倍濃縮タイプ)…小さじ2、酒…小さじ1½、片栗粉…小さじ¼]、サラダ油…小さじ1強(5g)

下味をつける
1 バットにしょうが、下味の材料を入れて混ぜ、豚肉を1枚ずつ広げて入れ、両面にからめる。

焼く
2 フライパンにサラダ油を強めの中火で熱し、1を入れる。1分ほど焼いて返し、さらに1分ほど焼く。

仕上げる
3 器にキャベツとピーマンを合わせて盛り、2をのせる。

おすすめのダイエット献立　TOTAL **577**kcal　塩分2.9g

甘辛味のメインおかずにほっこり味のみそ汁、さっぱりおかずを添えた充実メニュー。

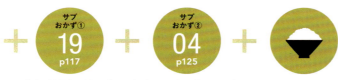

サブおかず①　**19** p117
れんこんと豆腐のごまみそ汁
99kcal　塩分1.3g

サブおかず②　**04** p125
オニオンスライスの鮭フレークあえ
38kcal　塩分0.4g

ご飯120g
202kcal　塩分0g

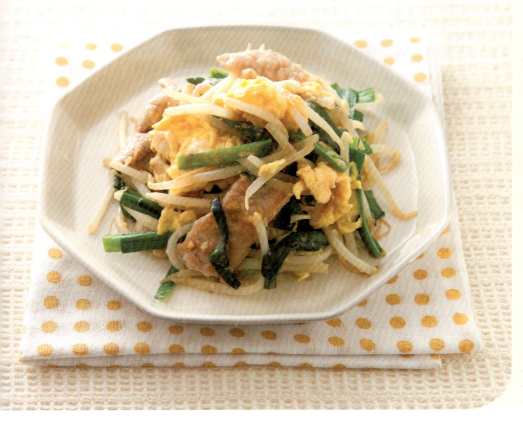

夕食 メインおかず

10

1人分
TOTAL
249kcal
塩分1.5g

薄味だから、たっぷり食べても安心です。
しゃきしゃきの口当たりも、楽しい。

豚肉、卵、もやし炒め

DIET POINT!
たんぱく質、淡色野菜、緑黄色野菜がまんべんなくとれる優秀おかず。卵のマイルドなおいしさ、野菜の食感が加わって、大満足。

材料（1人分）と下ごしらえ

 豚もも薄切り肉…40g
脂肪を取り除いて、3cm幅に切る。

 卵…1個
溶きほぐす。

 もやし…½袋（100g）
洗って水けをきる。

 にら…⅓束（30g）
4cm長さに切る。

●下味［塩…ごく少々（0.2g）、こしょう…少々、酒…小さじ1、片栗粉…小さじ¼］、合わせ調味料［みそ、酒…各大さじ½、砂糖…小さじ½］、サラダ油…小さじ1½

下味などをつける

1 豚肉に下味の材料をからめておく。ボウルに合わせ調味料の材料を混ぜておく。

炒める

2 フライパンにサラダ油小さじ½を中火で熱し、溶き卵を入れて炒める。半熟状になったら、取り出す。

3 2のフライパンをさっとふき、サラダ油小さじ1を中火で熱し、1の豚肉を入れて炒める。肉の色が変わったら、もやしを加えて30秒ほど炒め合わせる。

調味する

4 全体に油が回ったら、にら、1の合わせ調味料を加えて炒める。にらが少ししんなりとしたら、2を戻して混ぜ、器に盛る。

おすすめのダイエット献立　TOTAL **567**kcal　塩分2.8g

サブおかずのじゃがいもを煮ながら、残り2品がささっと作れる、スピード献立。

+ 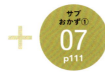 サブおかず①
07 p111
じゃがいもの甘辛煮
84kcal　塩分0.6g

+ サブおかず②
20 p133
なすのたらこあえ
32kcal　塩分0.7g

+ ご飯120g
202kcal　塩分0g

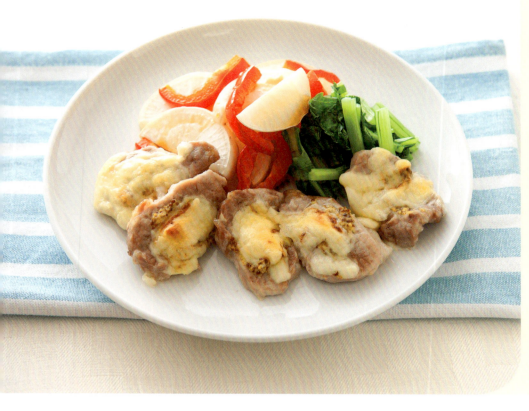

夕食 メインおかず

11

1人分
TOTAL
246kcal
塩分1.5g

粒マスタードの酸味と辛みで、奥深いおいしさに。オーブントースターで作れます。

豚肉の粒マスタードチーズ焼き

DIET POINT!
オーブントースターで焼けば、最小限の油ですむので低カロリーに仕上がります。つけ合わせのかぶは、皮をむかずに歯ごたえを残して。

材料（1人分）と下ごしらえ

 豚ヒレ肉（かたまり）…100g
厚さを5等分に切り分ける。

 かぶ…小1個（70g）
皮をつけたまま、縦半分に切り、横に1cm幅に切る。

 パプリカ（赤）…¼個（30g）
横に5mm幅に切る。

 ピザ用チーズ…15g

 かぶの葉…30g
2cm幅に切る。

● **下味**［塩…ごく少々（0.8g）、こしょう…少々］、粒マスタード…小さじ⅔、オリーブ油…小さじ1、ポン酢しょうゆ…小さじ½

下味をつける
1 豚肉に下味の材料をふっておく。

焼く
2 天板にアルミホイルを敷いて1をのせ、粒マスタードを塗ってチーズを散らす。天板のあいているところに、かぶ、パプリカをのせ、オリーブ油をかける。オーブントースターで6〜7分焼く。

電子レンジで加熱する
3 耐熱ボウルにかぶの葉を入れ、ラップをふんわりとかぶせて電子レンジで30秒ほど加熱する。粗熱が取れたら、水けを絞る。

調味する
4 器に2、3を盛り、野菜にポン酢しょうゆをふる。

おすすめのダイエット献立 TOTAL **560kcal** 塩分3.1g

こくのあるメインおかずに、味わい、口当たりの異なる2品を添えてバランスよく。

+ サブおかず① **15** p115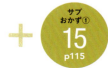
長いものタラモサラダ
81kcal 塩分0.9g

+ サブおかず② **01** p124
青梗菜のごまめんつゆあえ
31kcal 塩分0.7g

+ ご飯120g
202kcal 塩分0g

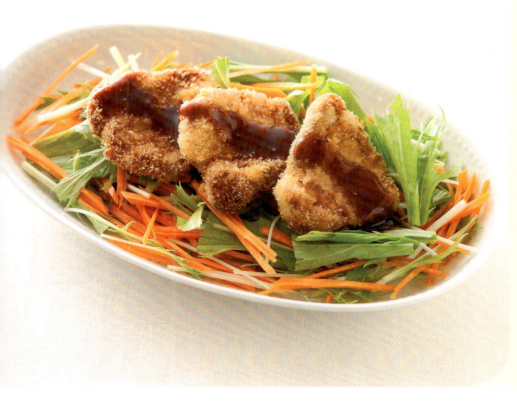

夕食 メインおかず

12

1人分
TOTAL
238kcal
塩分1.1g

ヒレ肉を使ったヘルシーとんカツ。カラフルな生野菜をたっぷり使ってバランスよく。

豚ヒレフライ

DIET POINT!
フライのころものパン粉は、細かくして薄くつければ、吸油量が大幅にダウンできます。食べるときは、ゆっくりとかんで味わいましょう。

材料（1人分）と下ごしらえ

豚ヒレ肉…70g
厚みを3等分に切り分ける。

にんじん…小1/5本（20g）
皮をむき、薄い斜め切りにしてからせん切りにする。

水菜…小1株（30g）
4cm幅に切る。

● 下味［塩…ごく少々（0.3g）、こしょう…少々］、
水溶き天ぷら粉［水…大さじ1～大さじ1強、天ぷら粉（市販品）…大さじ1］、
パン粉、揚げ油…各適量、中濃ソース…小さじ1½

下味をつける

1 豚肉は下味の材料をふっておく。ボウルに水溶き天ぷら粉の材料を混ぜておく。パン粉はざるに通して細かくしておく。

2 1の豚肉に1の水溶き天ぷら粉をくぐらせ、パン粉を薄くまぶしつける。

揚げる

3 揚げ油を175℃に熱して2を入れ、ときどき返しながら2分30秒ほど揚げる。かりっとしたら、取り出して油をきる。

調味する

4 器ににんじんと水菜を合わせて盛り、3をのせて中濃ソースをかける。

おすすめのダイエット献立　TOTAL **557**kcal　塩分3.0g

葉野菜、根菜、いも類などがまんべんなくとれる、栄養満点メニュー。

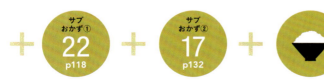

+ サブおかず① **22** p118　じゃがいもと玉ねぎのみそ汁　82kcal　塩分1.3g
+ サブおかず② **17** p132　小松菜と油揚げのポン酢あえ　35kcal　塩分0.6g
+ ご飯120g　202kcal　塩分0g

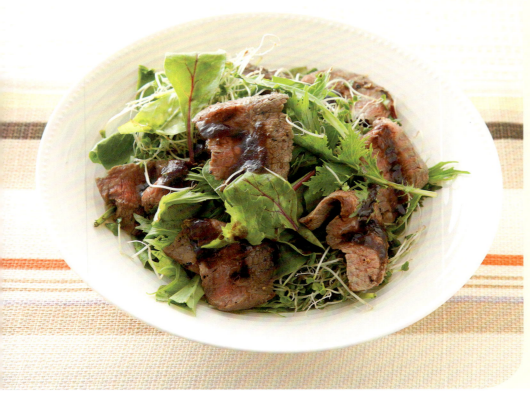

夕食 メインおかず

13

1人分 TOTAL **240**kcal 塩分1.3g

焼き肉のたれを使った特製ソースが決め手。牛肉も野菜もしっかり食べられます。

ステーキサラダ

DIET POINT!
牛肉はもも肉の赤身を使えば、しっかり90gも食べられます。薄切りにして枚数を増やせば、見た目の満足感も得られます。

材料（1人分）と下ごしらえ

 牛もも肉（ステーキ用）…90g
室温に10分ほど出しておく。

 ベビーリーフ…½パック（25g）
水洗いをし、水けをふく。

 ブロッコリースプラウト…5g
水洗いをし、水けをふく。

● 下味［塩…ごく少々（0.6g）、こしょう…少々］、オリーブ油…小さじ1½、ソース［焼き肉のたれ（市販品）…小さじ2、バルサミコ酢（または黒酢）…小さじ1］

下味をつける
1 牛肉に下味の材料をふる。

焼く
2 フライパンにオリーブ油小さじ½を強めの中火で熱し、1を入れて40秒ほど焼く。返してさらに40秒ほど焼き、取り出してアルミホイルに包み、5分ほどおく。肉汁は捨てずにとっておく。

ソースを作る
3 2のフライパンをふく。2の肉汁、ソースの材料を入れて中火にかける。煮立ったらボウルに取り出し、オリーブ油小さじ1を加えて混ぜる。

仕上げる
4 2は薄いそぎ切りにする。器にベビーリーフ、スプラウトとともに盛り合わせて、3をかける。

おすすめのダイエット献立　TOTAL **574**kcal　塩分2.7g

肉がメインの献立は、食物繊維、ビタミン、ミネラルがしっかりとれるサブおかずを添えて。

+ サブおかず① **26** p120 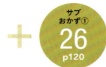 おからのカレースープ 98kcal 塩分1.1g
+ サブおかず② **02** p124 にんじんのナムル 34kcal 塩分0.3g
+ ご飯120g 202kcal 塩分0g

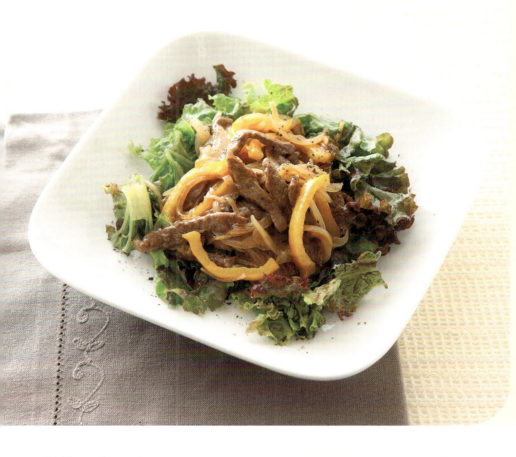

夕食 メインおかず

14

1人分
TOTAL
246kcal
塩分1.2g

こんなにたっぷり食べても大丈夫。生の
サニーレタスにのせて、いただきます。

牛肉とパプリカの
オイスター炒め

DIET POINT!
炒め野菜＋生野菜の組み合わせで、おいし
く増量。炒める野菜は、少し大きめに切って歯ご
たえを出すのがポイントです。

PART3 夕食 メインおかず／牛肉で
13
14

材料（1人分）と下ごしらえ

牛もも薄切り肉（焼き肉用）
…70g
5mm幅に切る。

玉ねぎ…¼個（50g）
縦に3mm幅に切る。

パプリカ（黄）…¼個（30g）
横に5mm幅に切る。

しょうが…1かけ
皮をむき、せん切りにする。

サニーレタス
…小1～2枚（20g）
一口大にちぎる。

● 下味[しょうゆ、酒、片栗粉、サラダ油…各小さじ½]、
合わせ調味料[オイスターソース、酒、水…各小さじ1、粗びき黒こしょう…少々]、
サラダ油…小さじ1強（5g）、おろしにんにく…少々、粗びき黒こしょう…少々

下味などをつける

1 牛肉に下味の材料を順に加えてからめて
おく。ボウルに合わせ調味料の材料を混ぜ
ておく。器にサニーレタスを盛っておく。

炒める

2 フライパンにサラダ油、玉ねぎ、しょうが
を入れて中火で炒める。玉ねぎが少ししんな
りとしたら、パプリカを加えて炒め合わせる。
全体に油が回ったら、1の牛肉、おろしにんに
くを加えて炒める。

調味する

3 肉の色が変わったら、1の合わせ調味料
を加えてさっと炒める。1の器に盛り、粗びき
黒こしょうをふる。

おすすめのダイエット献立 TOTAL **574kcal** 塩分3.1g

素材の持ち味が堪能できる、中華風献立。3品の味つけ、食感に変化をつけて。

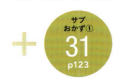
サブおかず①
31
p123
大根とあさり缶のスープ
93kcal　塩分1.2g

＋

サブおかず②
24
p135
もやしのザーサイあえ
33kcal　塩分0.7g

＋

ご飯120g
202kcal　塩分0g

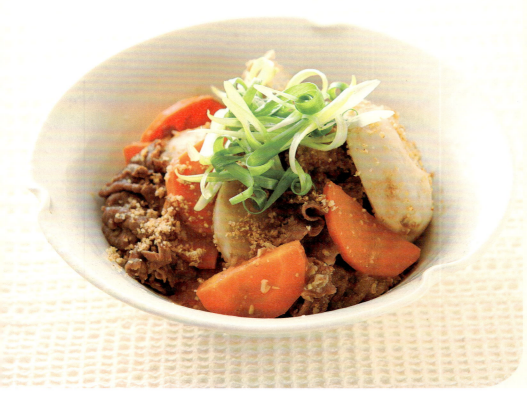

夕食 メインおかず

15

1人分
TOTAL
249kcal
塩分1.3g

ほんのり甘みをきかせて満足感たっぷり。
ごまの豊かな風味もおいしさにひと役。

牛肉と里いもの ごまみそ煮

DIET POINT!
ほどよく煮えた里いものとろみで、充実感いっぱい。また、牛肉に下味をつけて煮ると、煮汁の塩分が少なくてすみます。

材料(1人分)と下ごしらえ

牛もも薄切り肉…60g
4〜5cm幅に切る。

にんじん…小1/3本 (30g)
皮をむいて、薄い半月切りにする。

白すりごま…小さじ2

里いも…2個 (100g*)
皮をつけたまま、たわしでこすって水洗いをし、水けをきる。
＊正味の分量。皮つきのものは、130〜150gを用意する。

万能ねぎ…1本
薄い斜め切りにし、さっと洗って水けをふく。

● 下味[砂糖…小さじ1/2、酒…小さじ1]、
煮汁[だし汁(p143参照)…60ml、みそ…大さじ1/2、酒…大さじ1/2、砂糖…小さじ1]

電子レンジで加熱する

1 耐熱皿に里いもをのせ、ふんわりとラップをかぶせて電子レンジで3分20秒ほど加熱する。ラップをかぶせたまま5分ほどおき、皮をむいて横半分に切る。

下味をつける

2 牛肉は下味の材料をからめておく。

煮る

3 小鍋に煮汁の材料、にんじん、2を入れて中火で1分ほど煮る。肉の色が変わったら、1を入れ、ふたをして弱火で2〜3分煮る。

仕上げる

4 ふたを取って中火で煮からめ、汁けがなくなったら、火を止めてごまを加えて混ぜる。器に盛り、万能ねぎを添える。

おすすめのダイエット献立 TOTAL **564**kcal 塩分2.4g

こっくりとした味わいの煮ものには、歯ごたえのよいサブおかず2品を添えて。

+ サブおかず① **12** p113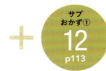
玉ねぎの梅炒め
82kcal 塩分0.6g

+ サブおかず② **15** p131
ちぎりレタスのおかかサラダ
31kcal 塩分0.5g

+ ご飯120g
202kcal 塩分0g

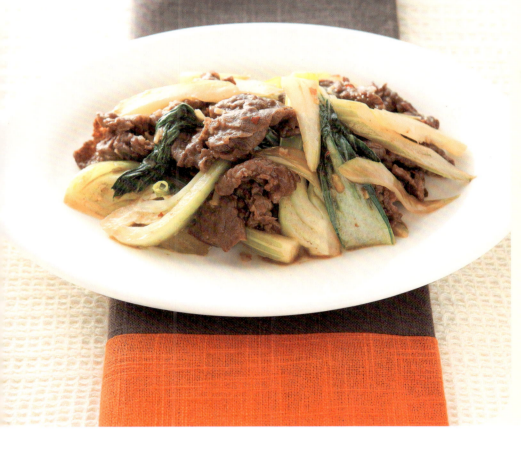

夕食 メインおかず

16

1人分 TOTAL
247kcal
塩分1.5g

豆板醤の辛み、しょうがの香りで本格味に。かくし味に酢を使って味を引きしめます。

牛肉と青梗菜(チンゲンサイ)のピリ辛炒め

DIET POINT!
しょうが、豆板醤を加えて、新陳代謝をアップさせます。ごま油で炒めるとうまみとこくが加わり、食べごたえのあるおいしさに。

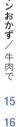

PART3 夕食
メインおかず／牛肉で
15
16

材料（1人分）と下ごしらえ

牛もも薄切り肉…80g
4cm幅に切る。

青梗菜…大½株 (75g)
葉と茎に切り分ける。葉は長さを半分に切り、茎は六つ割りにする。

セロリ…大½本 (50g)
筋を取り除き、縦半分に切って3mm幅の斜め切りにする。

しょうが…½かけ
皮をむき、みじん切りにする。

● 下味[塩…ごく少々(0.4g)、酒…小さじ1、片栗粉…小さじ¼]、合わせ調味料[しょうゆ、酒、砂糖、酢…各小さじ1]、ごま油…大さじ½、豆板醤…少々

下味をつける

1 牛肉に下味の材料をからめておく。ボウルに合わせ調味料の材料を混ぜておく。

炒める

2 フライパンにごま油を中火で熱し、豆板醤、1の牛肉を入れて炒める。肉の色が変わったら、しょうが、セロリ、青梗菜の茎、葉の順に加えて炒め合わせる。

調味する

3 全体に油が回ったら、1の合わせ調味料を加えてさっと炒め、器に盛る。

おすすめのダイエット献立　TOTAL **563kcal**　塩分3.1g

炒める、煮る、生の3種類の調理法で野菜の食感の違いが楽しめます。

+ サブおかず① **18** p116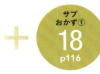
長いもといんげんのみそ汁
84kcal　塩分1.3g

+ サブおかず② **16** p131
たたききゅうりの黒ごまあえ
30kcal　塩分0.3g

+ ご飯120g
202kcal　塩分0g

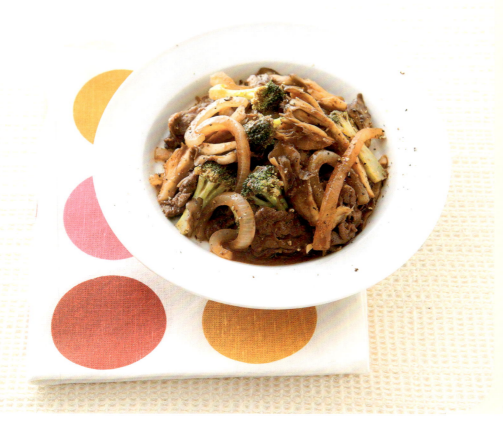

夕食 メインおかず

17

1人分 TOTAL
238kcal
塩分1.5g

ケチャップ＋ウスターソースで煮てやさしい甘みに。たっぷり野菜を加えて大満足。

牛肉とブロッコリーのケチャップ煮

DIET POINT!
食物繊維が豊富なまいたけを加えて、おいしく増量します。バターで炒めることでリッチな風味が加わり、充実感もアップ。

材料（1人分）と下ごしらえ

牛もも薄切り肉…60g
4cm幅に切る。

ブロッコリー
…1/8株（30g）
小房に切り分け、水に3分ほどさらして水けをきる。

まいたけ…1/2パック（50g）
食べやすくほぐす。

玉ねぎ…1/4個（50g）
横に5mm幅に切る。

● 下味［塩…ごく少々（0.3g）、粗びき黒こしょう…少々］、小麦粉…小さじ1、
合わせ調味料［水…大さじ2、トマトケチャップ…大さじ1、ウスターソース…小さじ1、
赤ワイン…大さじ1］、
バター…大さじ1/2、おろしにんにく…少々、粗びき黒こしょう…少々

電子レンジで加熱する

1 耐熱皿に玉ねぎをのせ、ふんわりとラップをかぶせて電子レンジで1分ほど加熱し、水けをきる。

2 耐熱皿にブロッコリーをのせ、ふんわりとラップをかぶせて電子レンジで30秒ほど加熱し、水けをきる。

下味などをつける

3 牛肉に下味の材料をふり、小麦粉を薄くまぶしつける。ボウルに合わせ調味料の材料を混ぜておく。

蒸し焼きにして調味する

4 フライパンにバターを中火で溶かし、まいたけ、1の玉ねぎ、3の牛肉を入れ、ふたをして1分ほど蒸し焼きにする。ふたを取り、おろしにんにく、2のブロッコリー、3の合わせ調味料を加えてさっと煮からめる。器に盛り、粗びき黒こしょうをふる。

おすすめのダイエット献立　TOTAL **552kcal**　塩分2.2g

メインおかずが少し甘めの味つけなので、マヨ味、レモン味のサブおかずを添えてバランスよく。

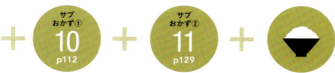

＋ サブおかず① **10** p112　里いもときゅうりのわさびマヨあえ　80kcal　塩分0.4g
＋ サブおかず② **11** p129　セロリのはちみつレモン漬け　32kcal　塩分0.3g
＋ ご飯120g　202kcal　塩分0g

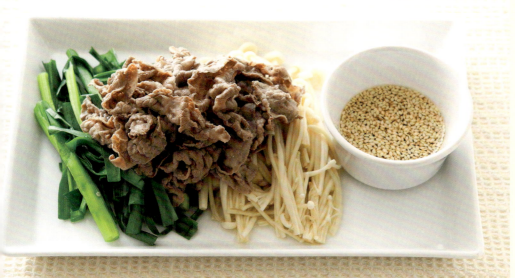

夕食 メインおかず

18

1人分
TOTAL
238kcal
塩分1.4g

スープで牛肉、にら、えのきをゆで、うまみたっぷりのたれにつけていただきます。

ゆで牛肉、にら、えのきのしゃぶしゃぶサラダ

DIET POINT!
鶏がらスープの素を加えた湯でゆでるので、うまみが加わり、深みのあるおいしさに。たっぷりの野菜ときのこでボリューム満点。

材料（1人分）と下ごしらえ

牛もも薄切り肉（しゃぶしゃぶ用）…80g

にら…½束（50g）
8㎝長さに切る。

えのきだけ…小1袋（80g）
根元を切り落としてほぐす。

白いりごま…小さじ1

● **鶏がらスープの素**（顆粒）…小さじ1、**酒**…大さじ1、
たれ用[**めんつゆ**（市販品・3倍濃縮タイプ）、**酢**…各小さじ2、**ごま油**…小さじ1]

ゆでる

1 小鍋に水1½カップ（分量外）を入れて強火にかけ、沸騰したら、鶏がらスープの素、酒、にらを入れてゆでる。にらの緑色が鮮やかになったら取り出し、水けをきる。

2 続けて、1にえのきを入れてさっとゆで、取り出して水けをきる。続けて同じ湯に牛肉を入れ、弱火でさっとゆでる。ざるに上げて水けをきる。

仕上げる

3 器ににら、えのきを盛って牛肉をのせる。別の器にたれ用の材料、ごまを入れて混ぜて添える。

おすすめのダイエット献立　TOTAL **561**kcal　塩分2.2g

緑黄色野菜、きのこ、いも類がおいしく、たっぷりととれます。腹もちも抜群。

+
サブおかず①
04
p109
じゃがいもとピーマンのオイスター炒め
87kcal　塩分0.5g

+
サブおかず②
02
p124
にんじんのナムル
34kcal　塩分0.3g

+
ご飯120g
202kcal　塩分0g

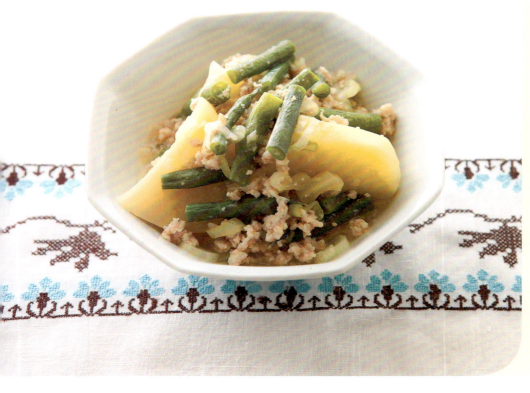

夕食 メインおかず

19

1人分
TOTAL
244kcal
塩分1.3g

ひき肉を使うから、うまみが全体にじっくりとしみて美味。薄味仕立てでいただきます。

みそ味 ひき肉じゃが

DIET POINT!
肉が少量でも、細かいひき肉状なので、全体によくからんで満足感が得られます。じゃがいもは、大きめに切って食べごたえをアップ。

材料（1人分）と下ごしらえ

 鶏ひき肉…60g

 じゃがいも…1個（110g）
皮をむいて4等分に切り、水に3分ほどさらして水けをきる。

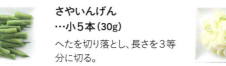 さやいんげん…小5本（30g）
へたを切り落とし、長さを3等分に切る。

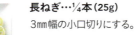 長ねぎ…¼本（25g）
3mm幅の小口切りにする。

● 煮汁 [だし汁（p143参照）…½カップ、みそ…大さじ½、酒…大さじ1、砂糖…小さじ1]

電子レンジで加熱する
1 耐熱皿にじゃがいもをのせ、ラップをふんわりとかぶせて電子レンジで2分20秒ほど加熱する。

煮る
2 小鍋に煮汁の材料を入れて混ぜ、中火にかける。煮立ったら、ひき肉を加えてさっと煮る。

仕上げる
3 ひき肉の色が変わったら、いんげんを加え、ふたをして弱火で2分ほど煮る。じゃがいも、長ねぎを上にのせ、ふたをして弱めの中火でさらに3分ほど煮る。全体を混ぜて器に盛る。

おすすめのダイエット献立 TOTAL **564**kcal 塩分2.2g

メインおかずを油なしで作るので、サブおかずに油を使って充実度をアップ。

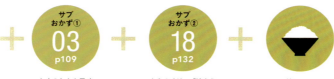

サブおかず① **03** p109
なすのおかか風味
84kcal 塩分0.6g

＋

サブおかず② **18** p132
かぶのオリーブ油あえ
34kcal 塩分0.3g

＋

ご飯120g
202kcal 塩分0g

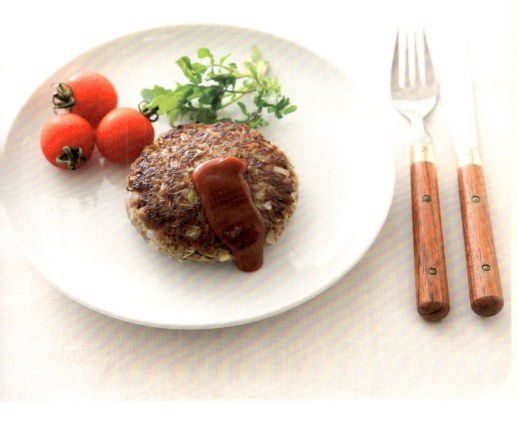

夕食 メインおかず
20
1人分
TOTAL
244kcal
塩分1.3g

たねの中にはキャベツがたっぷり。このテクを使えば、ハンバーグもおいしく、安心。

キャベツ入りハンバーグ

DIET POINT!
ひき肉にたっぷりのキャベツを加えておいしくボリュームアップ。つけ合わせには、簡単に食べられる緑黄色野菜を添えてビタミンゲット。

材料(1人分)と下ごしらえ

 合いびき肉(赤身)…75g

 キャベツ…1枚(50g)
粗みじん切りにする。

 玉ねぎのみじん切り…大さじ2(20g)

 クレソン…1本(5g)
かたい茎を切り落とす。

 プチトマト…3個(30g)

● 調味用[塩…ごく少々(0.8g)、粗びき黒こしょう…少々]、
たね用[パン粉…大さじ3、牛乳…大さじ1、酒…大さじ½、片栗粉…小さじ1]、
サラダ油…小さじ½、ソース[トマトケチャップ…小さじ1、中濃ソース…小さじ½]

電子レンジで加熱する
1 耐熱ボウルに玉ねぎを入れ、ふんわりとラップをかぶせて電子レンジで40秒ほど加熱して冷ます。

たねを作る
2 大きめのボウルにひき肉、調味用の材料を入れて練り、1、キャベツ、たね用の材料を加えてさらによく混ぜ、円形にまとめて空気を抜く。

蒸し焼きにする
3 フライパンにサラダ油を弱めの中火で熱し、2を入れて3〜4分焼く。焼き色がついたら返して水大さじ2(分量外)を加え、ふたをして弱火で6分ほど蒸し焼きにする。

仕上げる
4 器に3を盛ってクレソン、プチトマトを添える。ソースの材料を混ぜてハンバーグにかける。

おすすめのダイエット献立　TOTAL **573kcal**　塩分3.3g

野菜不足を感じたときにおすすめのたっぷり野菜献立。いろいろな食感が味わえて楽しい。

+ サブおかず① **28** p121
カリフラワーとベーコンのスープ
97kcal　塩分1.3g

+ サブおかず② **10** p128
ほうれん草のしらすあえ
30kcal　塩分0.7g

+ ご飯120g
202kcal　塩分0g

PART3 夕食　メインおかず/ひき肉で　19　20

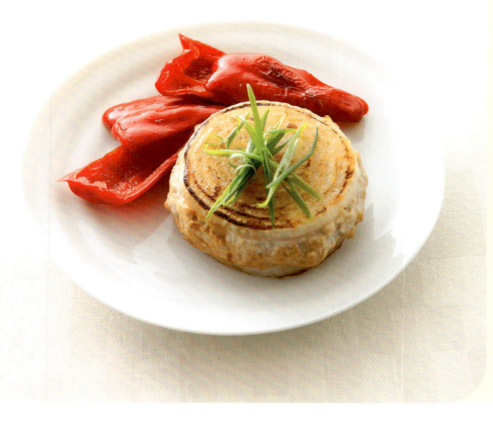

夕食 メインおかず

21

1人分
TOTAL
250kcal
塩分1.4g

甘～い玉ねぎにひき肉をサンドしてソテー。かみごたえも、食べごたえも、120%。

ひき肉の玉ねぎサンド焼き

DIET POINT!
かみごたえがあるので自然と食べるペースがゆっくりとなり、早食い防止の効果も。新しいメニューを取り入れると、ダイエットが長続きします。

材料（1人分）と下ごしらえ

 豚ひき肉（赤身）…70g

 玉ねぎの輪切り（5～6mm幅）…2枚（75g）

 しょうが…⅓かけ
皮をむいてすりおろす。

 赤ピーマン…1個（50g）
縦半分に切ってへたと種を取り除き、さらに縦半分に切る。

 万能ねぎ…½本
薄い斜め切りにする。

● たね用［牛乳…大さじ1、片栗粉…小さじ½、塩…ごく少々（0.4g）、粗びき黒こしょう…少々］、片栗粉…小さじ1½、サラダ油…小さじ1、調味用［酒、しょうゆ…各小さじ1］

作り方

たねを作る

1 ボウルにひき肉、しょうが、たね用の材料を入れてよく混ぜる。

はさむ

2 玉ねぎの片面に片栗粉をまぶしつけ、片栗粉の面に1をのせてはさむ。さらに全体に片栗粉を薄くまぶしつける。

焼く

3 フライパンにサラダ油を中火で熱して2を入れ、ふたをして弱火で6分ほど焼く。返して、フライパンのあいているところに赤ピーマンを入れ、ふたをしてさらに6分ほど焼く。

調味する

4 ふたを取り、赤ピーマンを取り出す。調味用の材料を加えて中火で手早くからめる。器に盛り、赤ピーマンを添えて、万能ねぎをのせる。

おすすめのダイエット献立 TOTAL **568kcal** 塩分2.9g

和風、洋風をおいしくミックスした献立。白いご飯によく合います。

+ サブおかず① **18** p116
長いもといんげんのみそ汁
84kcal 塩分1.3g

+ サブおかず② **05** p126
キャベツの粒マスタードあえ
32kcal 塩分0.2g

+ ご飯120g
202kcal 塩分0g

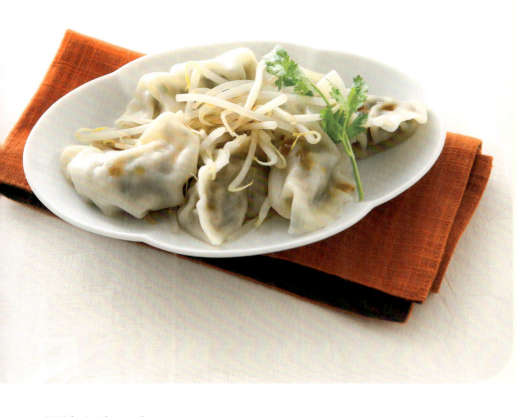

夕食 メインおかず
22
1人分 TOTAL
250kcal
塩分1.4g

ギョーザの中にはひき肉、れんこん、シャンツァイ。ポン酢しょうゆでさっぱりとどうぞ。

れんこん入り ひき肉の水ギョーザ

DIET POINT!
ゆでたもやしも添えて、しゃきしゃきの口当たりに。ボリュームアップ効果もあります。市販の焼きギョーザに比べると、約60kcalダウン。

材料（1人分）と下ごしらえ

 合いびき肉（赤身）…50g

 ギョーザの皮 …大5枚（約38g）

 れんこん…20g
皮をむいて、粗みじん切りにする。

 長ねぎ…4cm（10g）
みじん切りにする。

 シャンツァイ*…10g
5mm幅に切る。
*にらに代えてもよい。

 もやし…1/4袋（50g）
洗って水けをきる。

● たね用[しょうゆ、酒…各小さじ1、ごま油、片栗粉…各小さじ1/2]、ポン酢しょうゆ…小さじ1/2

たねを作る
1 ボウルにひき肉、長ねぎ、たね用の材料を入れて練り混ぜ、シャンツァイを加えて混ぜる。れんこんを加えてさらに混ぜる。

包む
2 ギョーザの皮1枚の中央に1の1/5量を平らにのせて、皮のまわりに水を薄く塗る。ひだを5〜6本寄せながら包む。残りも同様に包む。

ゆでる
3 鍋に水5カップ（分量外）を入れて強火にかけ、沸騰したら、2を入れて5分ほどゆでて取り出す。続けてもやしを入れ、1分ほどゆでてざるに上げ、水けをきる。

仕上げる
4 器に3を盛り、ポン酢しょうゆをかける。あればシャンツァイ少々を添える。

おすすめのダイエット献立 TOTAL **566kcal** 塩分2.8g

おいしい、ヘルシー、リーズナブルな献立。副菜に歯ごたえのいい炒めものを添えてボリュームアップ。

+ 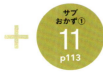 サブおかず① **11** p113
青梗菜のザーサイ炒め
81kcal 塩分0.7g

+ サブおかず② **21** p134
にらとハムの辛子あえ
33kcal 塩分0.7g

+ ご飯120g
202kcal 塩分0g

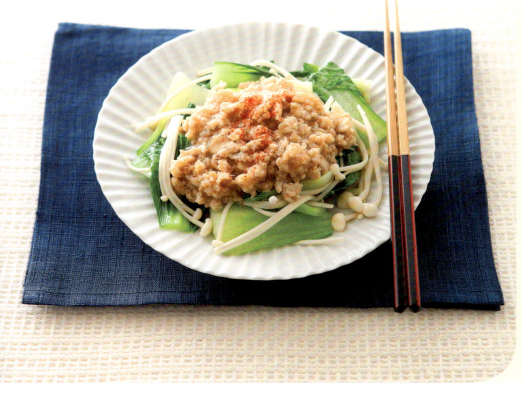

夕食 メインおかず

23

1人分
TOTAL
237kcal
塩分1.4g

しゃっきりとしたきのこと野菜に、ほどよい
とろみのあんが、おいしくからみます。

えのきと青梗菜の
ひき肉あんかけ

DIET POINT!
青梗菜とえのきの量感がうれしい一品です。とろみのついたあんをかけることで、満足感があり、食べやすく仕上がります。

材料（1人分）と下ごしらえ

鶏ひき肉…80g

えのきだけ…小½袋（40g）
根元を切り落としてほぐす。

青梗菜…小1株（100g）
1枚ずつに分け、長さを3～4等分に切る。

しょうが…½かけ
皮をむいてすりおろす。

● サラダ油、鶏がらスープの素（顆粒）…各小さじ½、
水溶き片栗粉［水…大さじ2、片栗粉…小さじ½］、ごま油…小さじ1、
調味用［しょうゆ、砂糖、酒…各小さじ1、鶏がらスープの素（顆粒）…小さじ¼］、
一味唐辛子…少々

ゆでる

1 鍋に水3カップ（分量外）を入れて強火にかけ、沸騰したら、サラダ油、鶏がらスープの素、青梗菜の茎、葉、えのきを順に加えてさっとゆでる。ざるに上げて水けをきる。

水溶き片栗粉を作る

2 小さなボウルに水溶き片栗粉の材料を入れて混ぜておく。

炒める

3 フライパンにごま油を中火で熱し、ひき肉、しょうが、調味用の材料を入れる。ひき肉に調味料をからめるように炒め、2を加えてとろみをつけ、火からおろす。

仕上げる

4 器に1を盛り、3をかけて、一味唐辛子をふる。

おすすめのダイエット献立 TOTAL **567**kcal 塩分3.2g

ひき肉、厚揚げでたんぱく質がとれます。体の中からパワーアップできる献立。

+ サブおかず① **17** p116
なすと厚揚げのみそ汁
98kcal 塩分1.3g

+ サブおかず② **07** p127
カリフラワーのピクルス
30kcal 塩分0.5g

+
ご飯120g
202kcal 塩分0g

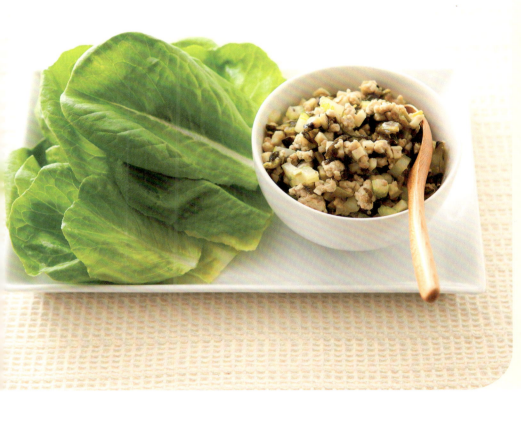

夕食 メインおかず

24

1人分
TOTAL
232kcal
塩分1.4g

サラダ菜に包んで食べるスタイルも楽しい。高菜漬けを使うのが、おいしさの秘密。

ひき肉と高菜の中華炒め

DIET POINT!
ひき肉が80gでも、高菜、生しいたけ、セロリを加えておいしく増量。きのこと野菜の食感と風味が加わって、奥深い味わいに仕上がります。

材料（1人分）と下ごしらえ

 豚ひき肉（赤身）…80g

 高菜漬け…30g
粗みじん切りにし、かぶるくらいの水に10分ほどつけて水けを絞る。

 生しいたけ…2枚（30g）
軸を切り落とし、5mm角に切る。軸は石づきを切り落とし、5mm角に切る。

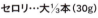 **セロリ…大1/3本（30g）**
筋を取り除き、5mm角に切る。

 サラダ菜…1/2株（50g）
根元を切り落とし、1枚ずつに分ける。

● 水溶き片栗粉［水…小さじ1/2、片栗粉…小さじ1/4］、ごま油…小さじ1、調味用［みそ…小さじ1/2、みりん…小さじ1、粗びき黒こしょう…少々］

水溶き片栗粉を作る

1 小さめのボウルに水溶き片栗粉の材料を入れて混ぜておく。

炒める

2 フライパンにごま油を中火で熱し、ひき肉、高菜を入れて炒める。ひき肉の色が変わったらしいたけ、セロリを加えて炒め合わせる。

調味する

3 全体に油が回ったら、調味用の材料を加えてさっと炒め、1を加えてとろみをつける。器に盛り、サラダ菜を添える。サラダ菜に炒めものを包んで食べる。

おすすめのダイエット献立 TOTAL **548**kcal 塩分2.7g

緑黄色野菜、淡色野菜をまんべんなく配したヘルシー献立。手早く作れるのも魅力です。

+ サブおかず① **01** p108 ブロッコリーとじゃこの炒めもの 82kcal 塩分0.6g

+ サブおかず② **22** p134 白菜のさっと煮 32kcal 塩分0.7g

+ ご飯120g 202kcal 塩分0g

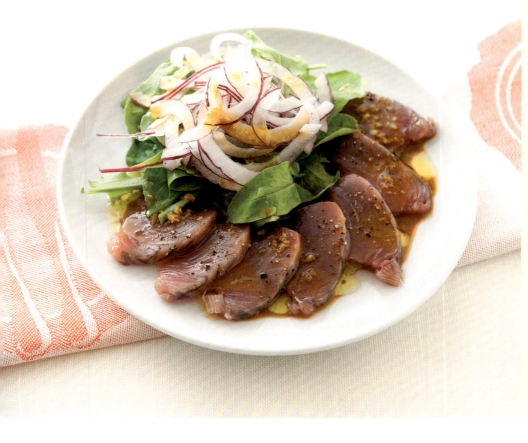

夕食 メインおかず

25

1人分 TOTAL
234kcal
塩分1.2g

いつものお刺し身がひと工夫で、おいしいボリュームおかずに大変身。

かつおのカルパッチョ

DIET POINT!
ドレッシングにオリーブ油を加えて、うまみとこくをプラス。フレッシュな生野菜を添えて、食感を楽しみましょう。

材料（1人分）と下ごしらえ

かつお（刺し身用）…100g*
薄切りにして水けをふく。
＊春に出回る、脂肪の少ないものの場合。秋に出回る戻りがつおは70gを目安に。

紫玉ねぎ…¼個（40g）
横に薄切りにし、さっと水洗いをして水けをふく。

ベビーリーフ…½パック（25g）
水洗いをして水けをふく。

● 粗びき黒こしょう…少々、
ドレッシング［オリーブ油…小さじ2、酢…小さじ1½、しょうゆ…小さじ1強（7g）、みりん…小さじ1、溶き辛子…小さじ¼］

盛る
1 器に紫玉ねぎ、ベビーリーフを合わせて盛り、かつおを少しずつ重ねて盛る。かつおに粗びき黒こしょうをふる。

調味する
2 ボウルにドレッシングの材料を入れて混ぜ、1にかける。

おすすめのダイエット献立 TOTAL **564**kcal 塩分2.9g

市販のめんつゆや白菜キムチを味つけに使った、アイデア献立。味つけで変化をつけて。

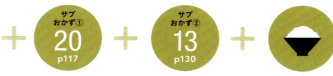

＋ サブおかず① **20** p117
にら、豚肉、キムチのみそ汁
89kcal 塩分1.4g

＋ サブおかず② **13** p130
ブロッコリーのおひたし
39kcal 塩分0.3g

＋ ご飯120g
202kcal 塩分0g

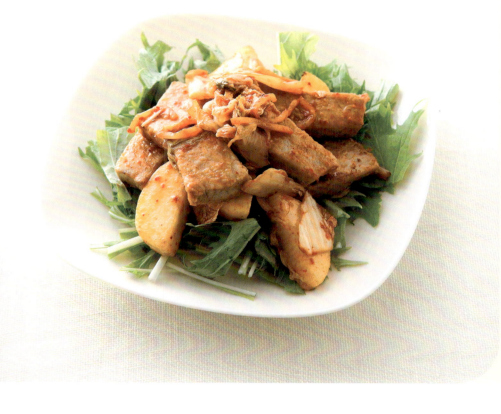

夕食 メインおかず

26

1人分
TOTAL
235kcal
塩分1.3g

白菜キムチがおいしい調味料代わり。まぐろのうまみ、長いものさくさくがマッチ。

まぐろと長いものキムチ炒め

 DIET POINT!
まぐろの水けをふき、小麦粉をまぶして焼くと、しっとりと焼き上がります。炒めものをのせた水菜にほどよく火が入り、おいしい食感に。

材料（1人分）と下ごしらえ

まぐろ（刺し身用・赤身）
…100g
1cm幅に切って水けをふく。

白菜キムチ…30g
1.5〜2cm幅に切る。

長いも…3cm（60g）
皮をむき、1cm幅の半月切りにする。

水菜…小1株（30g）
4cm幅に切る。

● 小麦粉…適量、ごま油…小さじ1、
調味用[しょうゆ…小さじ2/3、みりん、酒…各小さじ1/2]

盛る
1 器に水菜を盛っておく。まぐろに小麦粉を薄くまぶしつける。

焼く
2 フライパンにごま油を中火で熱し、1のまぐろ、長いもを入れて30秒ほど焼く。返してさらに30秒ほど焼く。

調味する
3 キムチ、調味用の材料を加えて手早くからめ、1の器に盛る。

おすすめのダイエット献立　TOTAL **555**kcal　塩分3.0g

生、炒める、煮る、ゆでるのさまざまな野菜の食感と味わいが楽しめる献立です。

+ サブおかず① 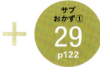 **29** p122
わかめとひき肉のスープ
88kcal　塩分1.0g

+ サブおかず② **10** p128
ほうれん草のしらすあえ
30kcal　塩分0.7g

+
ご飯120g
202kcal　塩分0g

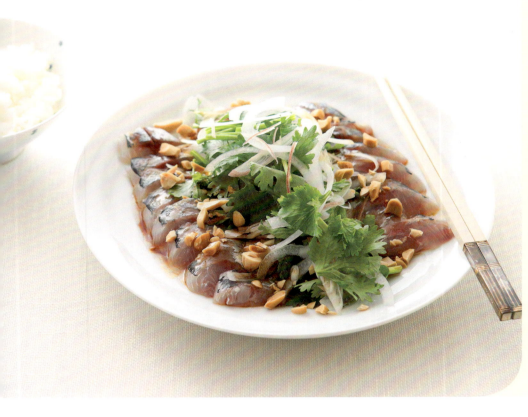

夕食 メインおかず 1人分 TOTAL
27 245kcal
塩分1.5g

あじの刺し身に、香味野菜とピーナッツを加えてひと味違うおいしさに。

あじの中華風刺し身

DIET POINT!
あじには、注目の健康成分・EPAやDHAがたっぷり。良質のたんぱく質も豊富に含む、ダイエットに最適の素材です。

材料（1人分）と下ごしらえ

あじ（刺し身用・三枚おろし）…大1尾分（100g）
腹骨をそぎ取る。7mm幅のそぎ切りにし、水けをふく。

みょうが…1個（15g）
縦半分に切り、薄い斜め切りにする。さっと水洗いをして水けをふく。

いりピーナッツ…10g
粗く刻む。

玉ねぎ…1/5個（30g）
横に薄切りにし、さっと水洗いをして水けをふく。

シャンツァイ…15g
2cm幅に切る。

●ドレッシング［しょうゆ…小さじ1 1/3、ごま油…小さじ1、砂糖…小さじ1/2、こしょう…少々］

盛る
1 皿にあじを並べる。玉ねぎ、みょうが、シャンツァイを合わせてのせる。

調味する
2 小さなボウルにドレッシングの材料を入れて混ぜ、1にかける。ピーナッツを散らす。

おすすめのダイエット献立 TOTAL **578**kcal 塩分2.8g

メインおかずが刺し身なので、温かい汁もの＋炒めものを添えて満足感をアップ。

サブおかず①
30 p122
じゃがいもとひき肉のスープ
91kcal 塩分1.0g

＋

サブおかず②
03 p125
豆苗のにんにく炒め
40kcal 塩分0.3g

＋

ご飯120g
202kcal 塩分0g

夕食 メインおかず

28

1人分
TOTAL
244kcal
塩分1.4g

こんがり香ばしく焼いたいわしに、生の野菜を合わせたソースをかけて。

いわしのソテー フレッシュトマトソース

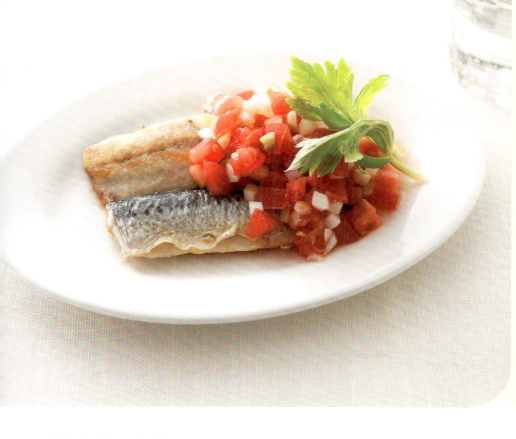

DIET POINT!
酢の酸味をきかせた野菜たっぷりのソースをかけて、ボリュームをアップ。いわしから出た余分な脂をふき取りながら焼いて、ヘルシーに。

材料（1人分）と下ごしらえ

いわし（三枚おろし）
…大1尾（80g）
腹骨をそぎ取り、水けをふく。

トマト…¼個（50g）
へたを取り除き、1cm角に切る。

セロリ…¼本（20g）＋葉少々
筋を取り除き、粗みじん切りにする。

玉ねぎのみじん切り
…大さじ2（20g）

● 調味用[酢…小さじ1、オリーブ油…小さじ½、塩…ごく少々（0.7g）、タバスコ…少々]、下味[塩…ごく少々（0.5g）、こしょう…少々]、小麦粉…適量、オリーブ油…小さじ1

混ぜる

1 ボウルにトマト、セロリ、玉ねぎ、調味用の材料を入れて混ぜておく。

下味をつける

2 いわしに下味の材料をふり、小麦粉を薄くまぶしつける。

焼く

3 フライパンにオリーブ油を中火で熱し、2の身の面を下にして2～3分焼く。返してペーパータオルで脂をふきながら、さらに2分ほど焼く。

仕上げる

4 器に3を盛り、1のソースをかける。

おすすめのダイエット献立　TOTAL **576**kcal　塩分2.7g

目にも鮮やかな洋風献立。ダイエット生活にリズムをつけてくれます。

 サブおかず① **26** p120　＋　 サブおかず② **05** p126　＋　

おからのカレースープ　　キャベツの粒マスタードあえ　　ご飯120g
98kcal　塩分1.1g　　　32kcal　塩分0.2g　　　202kcal　塩分0g

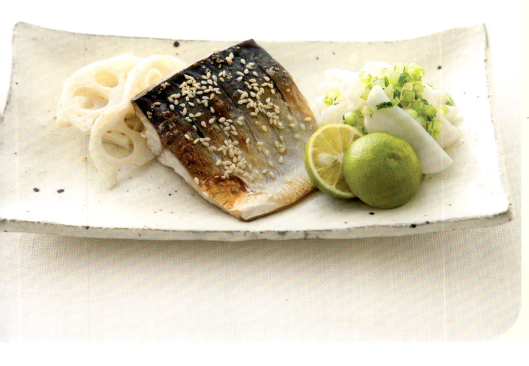

夕食 メインおかず

29

1人分
TOTAL
242kcal
塩分1.4g

さばの切り身にごまをまぶして焼いて、ワンランクアップのおいしさに。

さばのごま塩焼き

DIET POINT!
カロリーがやや高めなさばは、ノンオイルで調理するとしっかりと量をとることができます。つけ合わせの野菜も2品添えて、バランス抜群。

材料（1人分）と下ごしらえ

 さばの切り身…1切れ（90g）
皮めに1cm幅の切り目を4〜5本入れる。

 れんこん…2cm（40g）
皮をむき、約3mm幅の半月切りにする。水に3分ほどつけ、水けをきる。

 かぶ…小½個（35g）
皮をつけたまま、横に薄切りにする。

 かぶの葉…15g
5mm幅に切る。

 白いりごま…小さじ½

 すだち…1個
横半分に切る。

● 酒…大さじ1、塩…小さじ¼、
調味用［塩…ごく少々（0.3g）、
砂糖…ごく少々］、
みりん…小さじ1

下味をつける

1 さばに酒をからめる。汁けをふいて全体に塩をふる。

天板にのせて焼く

2 天板にアルミホイルを敷いて1をのせ、天板のあいているところにれんこんをおく。オーブントースターで8分ほど焼く。

塩もみをする

3 ボウルにかぶ、かぶの葉、調味用の材料を入れて混ぜ、しんなりとしたら水けを絞る。

仕上げる

4 2のさばが焼けたら、みりんを塗ってごまをふり、れんこんとともに、オーブントースターでさらに1分ほど焼く。器にれんこん、さばを盛り、3、すだちを添える。

おすすめのダイエット献立 TOTAL **581kcal** 塩分3.0g

しみじみとしたおいしさを味わう、和風献立。塩、みそ、めんつゆの3種類の味つけで。

+ サブおかず① **17** p116 なすと厚揚げのみそ汁 98kcal 塩分1.3g
+ サブおかず② **13** p130 ブロッコリーのおひたし 39kcal 塩分0.3g
+ ご飯120g 202kcal 塩分0g

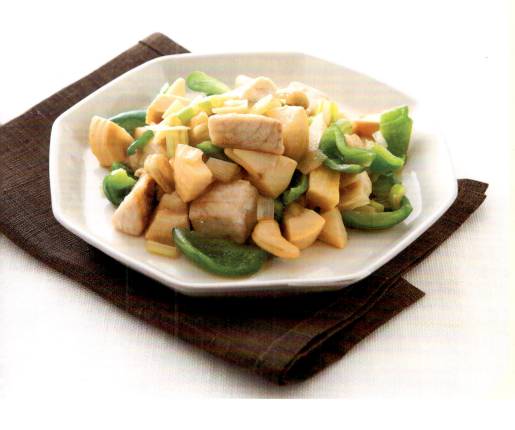

夕食 メインおかず

30

1人分 TOTAL **244**kcal 塩分1.4g

しょうがの香りを生かした、やさしい味の炒めもの。ダイエット中でも安心。

めかじきと野菜のカシューナッツ炒め

DIET POINT!
カシューナッツの歯ごたえが残るように、最後に加えてさっと混ぜます。ほどよいとろみのある口当たりは満足感もあり、こくのあるおいしさ。

材料（1人分）と下ごしらえ

めかじきの切り身
…小1切れ(70g)
2cm角に切り、水けをふく。

ピーマン…1個(30g)
縦半分に切ってへたと種を取り除き、1cm幅の斜め切りにする。

しょうが…⅓かけ
皮をむいて薄い1cm角に切る。

ゆでたけのこ…½個(50g)
1.5cm角に切って鍋に入れ、かぶるくらいの水を加えて中火にかける。沸騰したら、ざるに上げて水けをきる。

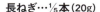
長ねぎ…⅕本(20g)
四つ割りにしてから1cm幅に切る。

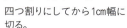
カシューナッツ
(食塩不使用)…8g

● 下味[塩…ごく少々(0.3g)、こしょう…少々、片栗粉…小さじ½]、合わせ調味料[水…大さじ3、しょうゆ、砂糖、酒…各小さじ1、片栗粉…小さじ½、鶏がらスープの素(顆粒)…ごく少々]、サラダ油…小さじ1

下味などをつける

1 めかじきに下味の材料をまぶしつける。フライパンにカシューナッツを入れて弱火にかけ、かりっとしたら取り出す。ボウルに合わせ調味料の材料を入れてよく混ぜておく。

炒める

2 フライパンにサラダ油を中火で熱し、1のめかじき、たけのこ、しょうがを入れて炒める。めかじきの色が変わったら、ピーマンを加えて炒め合わせる。

調味する

3 全体に油が回ったら、長ねぎを加えてさっと炒め、1の合わせ調味料を加える。全体を混ぜながら炒め、汁がほぼなくなったら、1のカシューナッツを加えてさっと混ぜ、器に盛る。

おすすめのダイエット献立 TOTAL **578**kcal 塩分2.8g

野菜たっぷりのヘルシー献立。味わい、歯ごたえの異なる素材を組み合わせて。

+ サブおかず① **26** p120 おからのカレースープ 98kcal 塩分1.1g
+ サブおかず② **02** p124 にんじんのナムル 34kcal 塩分0.3g
+ ご飯120g 202kcal 塩分0g

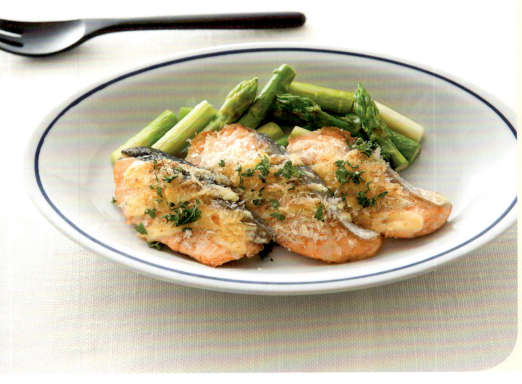

夕食 メインおかず

31

1人分
TOTAL
242kcal
塩分1.1g

淡泊な味わいの鮭が、ぐっと深みのある味わいに。冷めてもおいしいからお弁当にも。

鮭のマヨパン粉焼き

DIET POINT!
マヨネーズや油を直接素材に塗ったり、からめたりしているので量を守ることができます。アスパラガスは生で焼くとかみごたえ満点です。

材料（1人分）と下ごしらえ

生鮭の切り身
…1切れ（80g）
骨を取り除き、3等分のそぎ切りにする。水けをふく。

パセリのみじん切り
…小さじ1

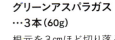
グリーンアスパラガス
…3本（60g）
根元を3cmほど切り落とし、根元から1/3ほどの皮をむく。長さを3等分に切る。

● 下味［塩…ごく少々（0.6g）、こしょう…少々］、マヨネーズ…大さじ1/2、パン粉…小さじ2、調味用［塩…ごく少々（0.3g）、サラダ油…小さじ1/2］

天板に材料をのせる

1 鮭に下味の材料をふる。天板にアルミホイルを敷いて鮭をのせ、上面にマヨネーズを塗ってパン粉をふる。

2 1の天板のあいているところにアスパラガスをのせ、調味用の材料を加えてからめ、全体に広げる。

焼く

3 2をオーブントースターで6～7分焼く。器に盛って鮭にパセリをふる。

おすすめのダイエット献立　TOTAL **574**kcal　塩分2.8g

おしゃれな洋風献立。それぞれの料理を異なる3種の調理器具で作るので、スピーディー。

+ サブおかず① **32** p123
キャベツとトマトのスープ
100kcal　塩分1.2g

+ サブおかず② **07** p127
カリフラワーのピクルス
30kcal　塩分0.5g

+
ご飯120g
202kcal　塩分0g

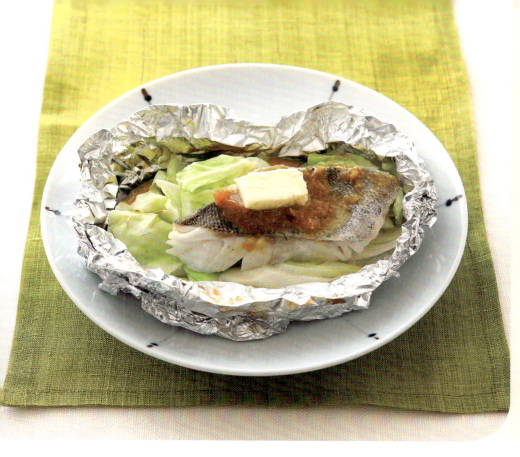

夕食 メインおかず
32

1人分
TOTAL
233kcal
塩分1.7g

みそ味をからめたたらに、バターのリッチなこくとうまみが広がります。

たらと野菜のホイル焼き

DIET POINT!
バターは食べる直前にのせて、ダイレクトに味わいます。淡泊なたらにみそとバターのうまみが加わり、食べごたえがアップ。

材料（1人分）と下ごしらえ

生だらの切り身
…1切れ（100g）

かぼちゃ（5mm幅）
…1枚（60g）
長さを3等分に切る。

長ねぎ…1/5本（20g）
5mm幅の斜め切りにする。

キャベツ…1枚（50g）
2～3cm幅のざく切りにする。

● 下味［塩…ごく少々（0.2g）、こしょう…少々］、
調味用［みそ…大さじ1/2、砂糖…小さじ1、みりん…小さじ1/2］、
バター…大さじ1/2

下味をつける
1 たらはざるに入れて熱湯をかける。さっと水洗いをし、水けをふく。片面に下味の材料をふる。

混ぜる
2 ボウルに調味用の材料を入れて混ぜる。

アルミホイルで包む
3 アルミホイルを35cm長さに切り、中央にかぼちゃを置く。長ねぎ、キャベツ、1を順にのせ、たらの表面に2を塗る。アルミホイルの両端を合わせて包み、アルミホイルの左右も折り込む。

焼く
4 3を天板にのせ、オーブントースターで12～15分焼く。アルミホイルを開き、バターをのせる。

おすすめのダイエット献立 TOTAL **553kcal** 塩分3.1g

メインおかずをオーブントースターで焼きながら、サブおかず2品が同時に作れるクイック献立。

+ サブおかず① **14** p114
白菜とにんじんのコールスローサラダ
81kcal 塩分0.7g

+ サブおかず② **12** p129
アスパラガスとちくわのさっと煮
37kcal 塩分0.7g

+
ご飯120g
202kcal 塩分0g

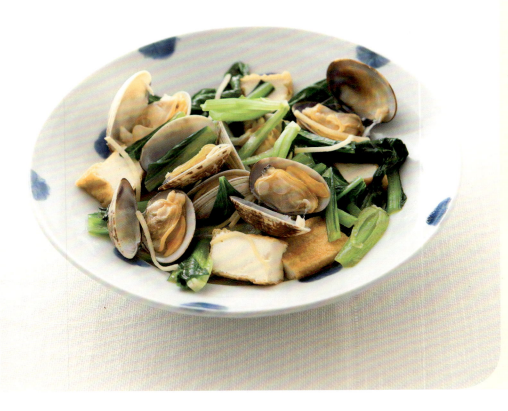

夕食 メインおかず
33

1人分
TOTAL
235kcal
塩分1.6g

あさりのうまみが厚揚げにしみて、じんわりおいしい。しょうがの香りもきいています。

あさりと厚揚げの蒸し煮

DIET POINT!
殻つきのあさりは、ボリュームがあり、満足感も得られます。また、あさりにうまみと塩けがあるので、薄味に仕上げることができます。

材料（1人分）と下ごしらえ

殻つきあさり（砂抜きしたもの）…60g*
殻と殻をこすって汚れを落とし、水洗いをして水けをきる。
※正味の分量。殻つきのものは150gを用意する。

厚揚げ（絹揚げ）…約½枚（100g）
ペーパータオルで表面の油をふく。縦半分に切ってから4等分に切る。

小松菜…2〜3株（70g）
根元に十文字の切り目を入れ、4cm幅に切る。

しょうが…½かけ
皮をむいてせん切りにする。

● オリーブ油…大さじ½、酒…大さじ1、しょうゆ…小さじ⅓、こしょう…少々

蒸し煮にする

1 フライパンにあさり、厚揚げ、しょうが、オリーブ油を入れて混ぜ、中火にかける。

2 酒をふって小松菜をのせ、20秒ほどしたら、ふたをして2分ほど蒸し煮にする。

調味する

3 あさりの口があいたら、しょうゆ、こしょうをふって混ぜ、器に盛る。

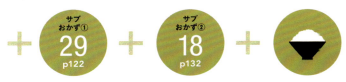

おすすめのダイエット献立 TOTAL **559kcal** 塩分2.9g

効果的に油を使い、うまみとこくをアップ。ボリューム、おいしさも満点です。

+ サブおかず① **29** p122 わかめとひき肉のスープ 88kcal 塩分1.0g
+ サブおかず② **18** p132 かぶのオリーブ油あえ 34kcal 塩分0.3g
+ ご飯120g 202kcal 塩分0g

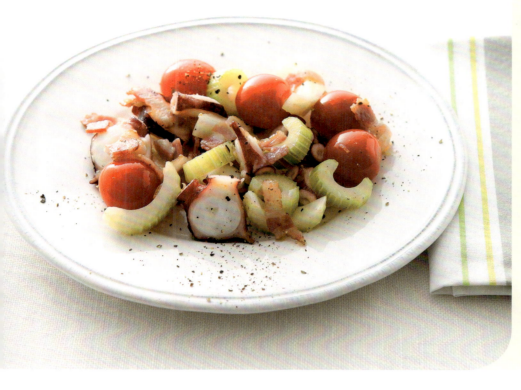

夕食 メインおかず

34

1人分 TOTAL **239**kcal 塩分1.2g

たまにはこんなおしゃれなメニューを取り入れて。ダイエット生活が楽しくなります。

たこ、ベーコン、プチトマトの炒めもの

DIET POINT!
ベーコンのうまみ、にんにくの香りをつけて食べごたえをアップさせます。にんにくには、冷え性改善、疲労回復などの働きがあります。

材料（1人分）と下ごしらえ

ゆでだこの足…80g
8mm幅に切り、水けをふく。

プチトマト…5個（50g）
へたを取り除く。

ベーコン…1枚（15g）
1cm幅に切る。

にんにく…½かけ
みじん切りにする

セロリ…大½本（50g）
筋を取り除いて1cm幅に切る。

● 小麦粉…適量、オリーブ油…大さじ½、塩…ごく少々（0.4g）、粗びき黒こしょう…少々

焼く

1 たこは薄く小麦粉をまぶしつける。

2 フライパンにオリーブ油、ベーコン、にんにくを入れて中火で熱し、1を入れて1分ほど焼く。

調味する

3 たこの上下を返し、セロリ、プチトマトを加えてさっと炒め合わせる。塩をふって混ぜ、器に盛る。粗びき黒こしょうをふる。

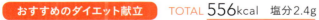

おすすめのダイエット献立 TOTAL **556**kcal 塩分2.4g

ささっと作れる洋風献立。それぞれの素材のおいしさが際立ちます。

+ 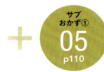 サブおかず① **05** p110
きゅうりとコーンのマヨあえ
80kcal 塩分0.6g

+ サブおかず② **08** p127
ピーマンのおかかじょうゆ
35kcal 塩分0.6g

+
ご飯120g
202kcal 塩分0g

PART3 夕食 メインおかず／魚介で
33 34

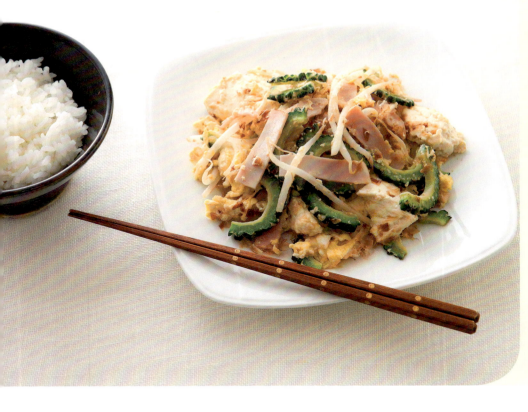

夕食 メインおかず

35

1人分 TOTAL
242kcal
塩分1.2g

沖縄の元気メニューを食卓に取り入れて。ヘルシー素材てんこ盛りの一品です。

ゴーヤーチャンプルー

DIET POINT!
植物性、動物性のたんぱく質が同時にとれます。また、ゴーヤーは、ビタミンCを豊富に含む優秀素材。美肌作り、貧血改善に効果があります。

材料（1人分）と下ごしらえ

木綿豆腐…1/3丁（100g）
おおまかにちぎってペーパータオルにのせ、5分ほどおく。

卵…小1個
溶きほぐす。

ロースハム…1枚（15g）
半分に切ってから1cm幅に切る。

ゴーヤー…小1/4本（50g）
縦半分に切ってわたと種を取り除き、5mm幅に切る。

もやし…1/4袋（50g）
水洗いをし、水けをきる。

削り節…1/2パック（2.5g）

● ごま油…小さじ1、調味用［酒…大さじ1/2、鶏がらスープの素（顆粒）…小さじ1/4、塩…ごく少々（0.3g）、こしょう…少々］

炒める

1 フライパンにごま油を中火で熱し、ゴーヤーを入れてさっと炒める。

2 ゴーヤーに油が回ったら、豆腐、もやし、ハムの順に加えて炒め合わせる。

調味する

3 もやしが透き通ったら、調味用の材料を加えて混ぜ、溶き卵を加えてさらにさっと炒める。卵が半熟状になったら火を止め、削り節を加えて混ぜ、器に盛る。

おすすめのダイエット献立　TOTAL **556**kcal　塩分2.3g

夏に食べたい、良質のたんぱく質、ビタミン、ミネラルを取りそろえた献立です。

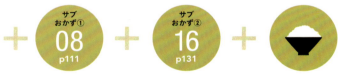

＋ サブおかず① **08** p111　ごぼうとにんじんのきんぴら　82kcal　塩分0.8g
＋ サブおかず② **16** p131　たたききゅうりの黒ごまあえ　30kcal　塩分0.3g
＋ ご飯120g　202kcal　塩分0g

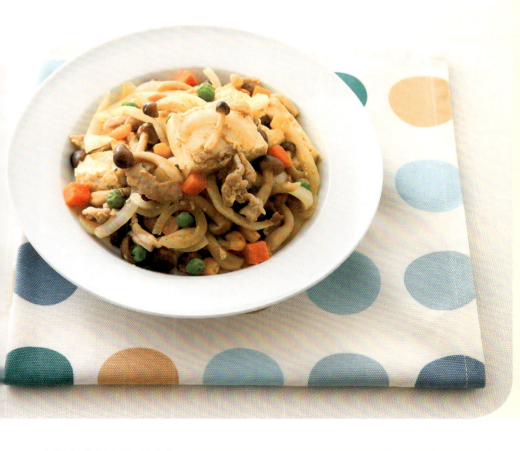

夕食 メインおかず

36

1人分
TOTAL
237kcal
塩分1.2g

豆腐に豚肉、ミックスベジタブル、しめじを加えてスパイシーな味つけに。

洋風いり豆腐

DIET POINT!
少量の豚肉に食物繊維、ビタミンなどが豊富なきのこや野菜を加えて、おいしく増量します。カレー粉をプラスして薄味でも大満足。

材料（1人分）と下ごしらえ

木綿豆腐…1/3丁（100g）
1cm幅に切り、水けをふく。

ミックスベジタブル（冷凍）…40g
ざるに入れてさっと洗い、水けをきる。

しめじ…小1/2パック（50g）
石づきを切り落としてほぐす。

豚もも薄切り肉…30g
1cm幅に切る。

玉ねぎ…1/4個（50g）
縦に薄切りにする。

●下味［塩…ごく少々（0.4g）、酒…小さじ1］、サラダ油…小さじ1、調味用［酒…大さじ1/2、カレー粉…小さじ1/5、洋風スープの素（固形・チキン）…1/4個、塩…ごく少々（0.2g）、こしょう…少々］

下味をつける
1 豚肉に下味をからめておく。

蒸し焼きにする
2 フライパンにサラダ油を中火で熱し、1、玉ねぎを入れて炒める。肉の色が変わったら、豆腐、しめじ、ミックスベジタブルを加えて炒め合わせ、ふたをして弱めの中火で1分ほど蒸し焼きにする。

調味する
3 ふたを取り、調味用の材料を加えて手早くからめ、器に盛る。

おすすめのダイエット献立 TOTAL **552**kcal 塩分2.1g

洋風、和風を楽しくミックス。風味、味わい、食感の異なる3品で大満足。

+ サブおかず① **10** p112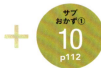
里いもときゅうりのわさびマヨあえ
80kcal 塩分0.4g

+ サブおかず② **14** p130
大根とかにかまのサラダ
33kcal 塩分0.5g

+ ご飯120g
202kcal 塩分0g

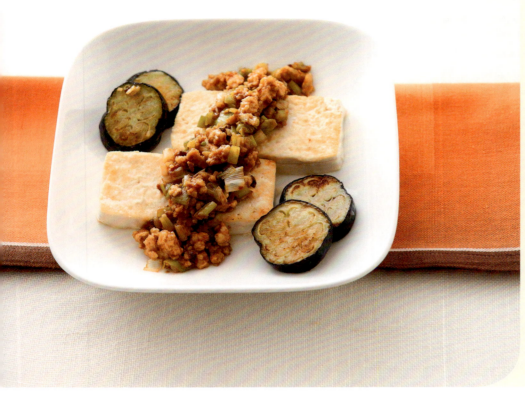

夕食 メインおかず

37

1人分 TOTAL
244kcal
塩分1.3g

なすをいっしょに焼いておいしくボリュームアップ。ひき肉をからめていただきます。

豆腐ステーキ

DIET POINT!
低カロリーのなすをつけ合わせに使って、ボリュームをアップ。そぼろに加えたしょうがには、新陳代謝を促す効果があります。

材料（1人分）と下ごしらえ

 木綿豆腐…⅓丁(100g)
半分に切り、ペーパータオルに包んで5分ほどおく。

 なす…½本(40g)
1cm幅の輪切りにし、塩水（塩少々＋水1カップ・各分量外）に3分ほどつけ、水けをきる。

 長ねぎ…⅓本(30g)
粗みじん切りにする。

 鶏ひき肉…30g

 しょうが…½かけ
皮をむいてみじん切りにする。

● 小麦粉…適量、合わせ調味料［赤みそ、砂糖、酒…各小さじ1、しょうゆ…小さじ½、一味唐辛子…少々］、サラダ油…大さじ½

混ぜる

1 ボウルに合わせ調味料の材料を混ぜておく。豆腐の両面に、小麦粉を薄くまぶしつける。

焼く

2 フライパンにサラダ油を中火で熱し、1の豆腐を入れる。フライパンのあいているところになすを入れ、2分ほど焼く。豆腐、なすを返してさらに2分ほど焼き、器に盛る。

そぼろを作る

3 2のフライパンを中火で熱し、ひき肉、しょうが、長ねぎを入れて炒める。ぼろぼろになったら、1の合わせ調味料を加えてさっと炒める。2の豆腐にかける。

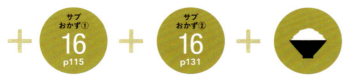

おすすめのダイエット献立 TOTAL **557kcal** 塩分2.7g

たっぷり野菜が味わえるヘルシー献立。焼く、煮る、あえるの3つの調理法で。

＋ サブおかず① **16** p115 ＋ サブおかず② **16** p131 ＋ ご飯

キャベツとさつま揚げのめんつゆ煮　81kcal　塩分1.1g
たたききゅうりの黒ごまあえ　30kcal　塩分0.3g
ご飯120g　202kcal　塩分0g

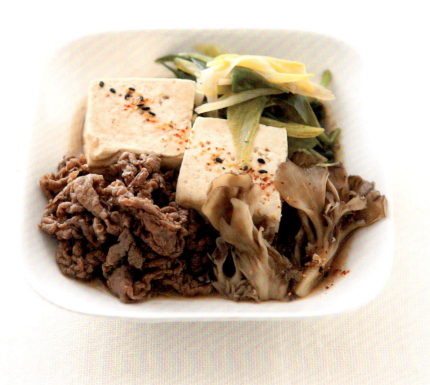

夕食 メインおかず

38

1人分 TOTAL
249kcal
塩分1.6g

牛肉、まいたけを加えておいしくヘルシーに。さっぱりとした煮汁がよく合います。

肉豆腐

DIET POINT!
煮汁に少量の砂糖を加えているので、満足感のある甘さに。うまみのある牛肉、かさのあるまいたけをプラスして、充実度満点です。

材料（1人分）と下ごしらえ

木綿豆腐…⅓丁（100g）
半分に切り、水けをふく。

牛もも薄切り肉
（しゃぶしゃぶ用）…50g

まいたけ…⅓パック（30g）
食べやすくほぐす。

わけぎ…小2本（50g）
2cm幅の斜め切りにする。

● 調味用［酒…大さじ1、しょうゆ、みりん…各大さじ½、砂糖…小さじ1］、
だし汁…75ml、七味唐辛子…少々

煮る

1 小鍋に調味用の材料を入れて混ぜ、中火にかける。煮立ったら牛肉を加え、上下を返しながら煮る。肉の色が変わったら牛肉を取り出し、だし汁を加える。

2 1の鍋に豆腐、まいたけ、わけぎを加え、ふたをして弱めの中火で3〜4分煮る。

仕上げる

3 2に牛肉を戻してさっと温め、器に盛る。七味唐辛子をふる。

おすすめのダイエット献立 TOTAL **565**kcal 塩分3.0g

甘辛しょうゆ味の煮ものには、味わいの異なる2種のサブおかずを添えてメリハリを。

+ サブおかず① **02** p108
長いもの梅あえ
81kcal 塩分0.8g

+ サブおかず② **23** p135
オクラののりのつくだ煮あえ
33kcal 塩分0.6g

+
ご飯120g
202kcal 塩分0g

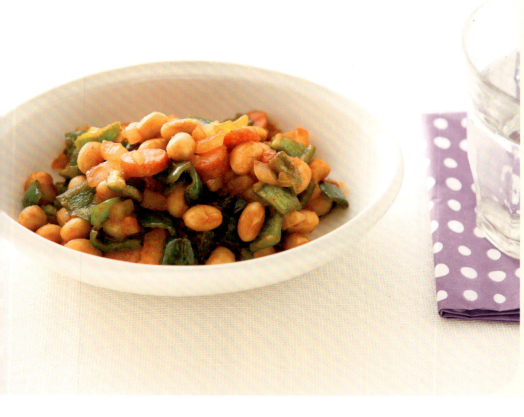

夕食 メインおかず

39

1人分
TOTAL
236kcal
塩分1.3g

蒸し大豆で作る、お手軽チリコンカン。ソーセージを加えてうまみとこくをアップ。

大豆、ソーセージ、野菜のピリ辛炒め

DIET POINT!
「畑の肉」と呼ばれるほど栄養価の高い、大豆を使った超簡単メニューです。ソーセージと炒める油の量を守れば、ヘルシーで低カロリー。

材料（1人分）と下ごしらえ

蒸し大豆（ドライパック）…50g

玉ねぎ…¼個（50g）
粗みじん切りにする。

ウインナソーセージ…1本（20g）
5mm幅に切る。

ピーマン…1個（30g）
縦半分に切ってへたと種を取り除き、1cm四方に切る。

● オリーブ油…小さじ1、
調味用［酒、トマトケチャップ…各小さじ2、洋風スープの素（固形・チキン）＊…¼個、一味唐辛子…少々］
＊手でくずしておく。

炒める
1 フライパンにオリーブ油を中火で熱し、玉ねぎ、ピーマンの順に加えて炒める。

調味する
2 玉ねぎがしんなりとしたら、大豆、ソーセージを加えて炒め合わせる。全体に油がなじんだら、調味用の材料を加えて全体にからめ、器に盛る。

おすすめのダイエット献立 TOTAL **551**kcal 塩分2.5g

チリコンカン風のピリ辛メインおかずに、味わい、食感の異なるサブおかずで充実度満点。

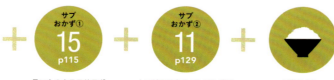

＋ サブおかず① **15** p115　長いものタラモサラダ　81kcal 塩分0.9g
＋ サブおかず② **11** p129　セロリのはちみつレモン漬け　32cal 塩分0.3g
＋ ご飯120g　202kcal 塩分0g

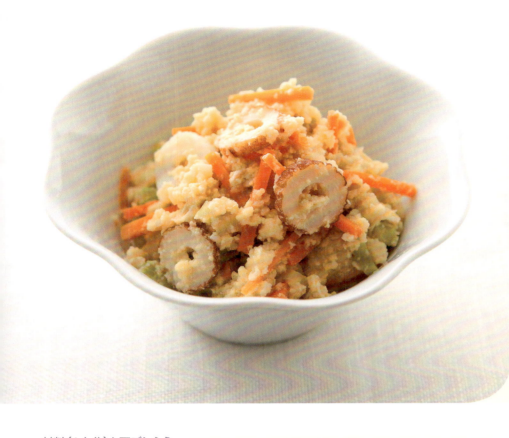

夕食 メインおかず

40

1人分
TOTAL
244kcal
塩分1.5g

卵を使ったふわふわのおから。昔ながらのメニューを今どきのおいしさに。

おから、ちくわ、にんじんのいり煮

DIET POINT!
おからに、豆腐を作るときにできる搾りかす。カルシウム、ビタミンB群、鉄などが含まれ、豆腐には少ない食物繊維が豊富なのが特徴。

材料（1人分）と下ごしらえ

 おから…50g

 ちくわ…小½本（15g）
3mm幅に切る。

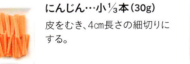 **にんじん…小⅓本（30g）**
皮をむき、4cm長さの細切りにする。

 長ねぎ…½本（50g）
3mm幅の小口切りにする。

 卵…小1個
溶きほぐす。

● サラダ油…小さじ1、
調味用[水…100〜120ml、酒…大さじ1、めんつゆ（市販品・3倍濃縮タイプ）…小さじ2]

炒める

1 小鍋にサラダ油を中火で熱し、にんじん、長ねぎを入れて炒める。にんじんが少ししんなりとしたら、おからを加えて炒め合わせる。

蒸し煮にする

2 全体に油が回ったら、調味用の材料、ちくわを加えて混ぜ、ふたをして弱火で3分ほど蒸し煮にする。

仕上げる

3 ふたを取り、溶き卵を加えて全体を混ぜ、卵に火が通ったら器に盛る。

おすすめのダイエット献立 TOTAL **569**kcal 塩分2.8g

やわらかな口当たりのメインおかずには、歯ごたえのよいサブおかずを添えて。

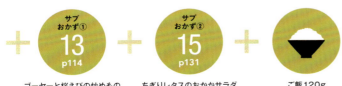

+ サブおかず① **13** p114
ゴーヤーと桜えびの炒めもの
92kcal 塩分0.8g

+ サブおかず② **15** p131
ちぎりレタスのおかかサラダ
31kcal 塩分0.5g

+ ご飯120g
202kcal 塩分0g

100kcal以下　サブおかず①

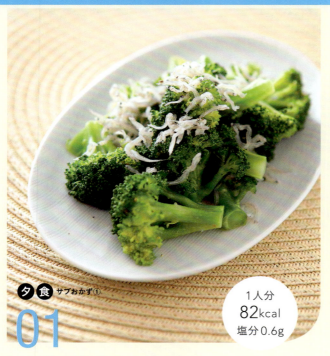

夕食 サブおかず①
01
1人分
82kcal
塩分0.6g

じゃこで味つけをして、カルシウムもゲット。
ブロッコリーとじゃこの炒めもの

DIET POINT!
ブロッコリーを生で炒め、歯ごたえを残して満足感アップ。

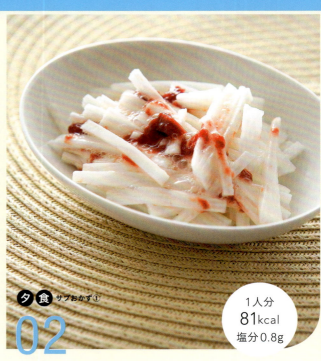

夕食 サブおかず①
02
1人分
81kcal
塩分0.8g

梅肉の酸味をきかせて、献立のアクセントに。
長いもの梅あえ

DIET POINT!
長いもに含まれるムチンは、たんぱく質の消化吸収を助ける効果が。

材料（1人分）と下ごしらえ

ブロッコリー…1/3株（80g）
小房に切り分け、さらに2～4等分に切る。水に3分ほどさらして水けをきる。

ちりめんじゃこ…大さじ1（5g）

● オリーブ油…小さじ1、
調味用［塩…ごく少々（0.2g）、酒、水…各大さじ1］、
粗びき黒こしょう…少々

蒸し焼きにする
1 フライパンにオリーブ油を中火で熱し、ブロッコリー、ちりめんじゃこを入れて炒める。

2 全体に油が回ったら、調味用の材料を加え、ふたをして、弱めの中火で1分30秒ほど蒸し焼きにする。

仕上げる
3 ふたを取って水けをとばし、粗びき黒こしょうをふって器に盛る。

材料（1人分）と下ごしらえ

長いも…5cm（100g）
皮をむく。縦に薄切りにしてから、縦に細切りにする。

梅肉…小さじ1

● みりん…小さじ1

混ぜる
ボウルに梅肉、みりんを入れて混ぜる。長いもを加えて混ぜ、器に盛る。

メインおかずが決まったら、野菜、いも類などを使った料理を2品選びます。そのうちの1品は、少しボリュームのあるものを。朝食や昼食に汁ものを食べた場合は、1日の塩分量をとり過ぎてしまうので汁ものは選ばないようにしましょう。

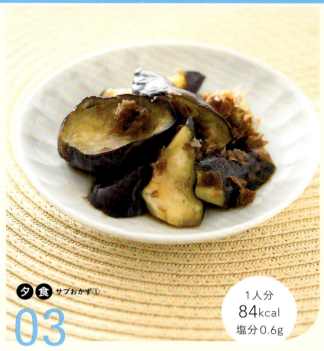

夕食 サブおかず①

03

1人分
84kcal
塩分0.6g

なすは塩水につけてから、電子レンジで加熱するのがポイント。

なすのおかか風味

DIET POINT! なすは低カロリーなので、1本食べても大丈夫。充実感たっぷりの一品。

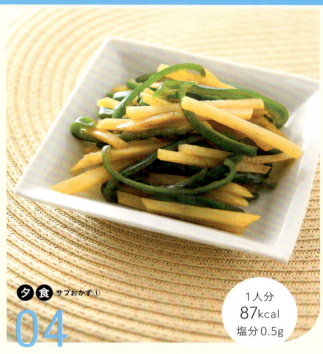

夕食 サブおかず①

04

1人分
87kcal
塩分0.5g

オイスターソースのうまみとこくで、しみじみおいしい。

じゃがいもとピーマンのオイスター炒め

DIET POINT! じゃがいもに含まれるビタミンCは、加熱しても壊れにくいので安心。

材料（1人分）と下ごしらえ

なす…1本(80g)
へたを落として乱切りにし、塩水（塩少々＋水1カップ・各分量外）に3分ほどつけ、水けをきる。

削り節…½パック(2.5g)

● サラダ油…小さじ1強(5g)、
調味用［しょうゆ…小さじ⅔、みりん…小さじ½］

材料（1人分）と下ごしらえ

じゃがいも…⅔個(70g)
皮をむいて細切りにし、水に3分ほどさらして水けをきる。

ピーマン…1個(30g)
縦半分に切ってへたと種を取り除き、縦に3mm幅に切る。

● サラダ油…小さじ½、
調味用［オイスターソース…小さじ½、酒…小さじ1、カレー粉…少々、塩…ごく少々(0.2g)］

電子レンジで加熱する
1 耐熱ボウルになすを入れ、サラダ油を加えてからめる。ふんわりとラップをかぶせて電子レンジで1分40秒ほど加熱する。

調味する
2 1に削り節、調味用の材料を加えてあえ、器に盛る。

蒸し焼きにする
1 フライパンにサラダ油を中火で熱し、じゃがいもを入れてさっと炒める。ピーマンを加え、ふたをして弱めの中火で1分ほど蒸し焼きにする。

調味する
2 ふたを取り、中火にして全体をさっと炒める。調味料の材料を加えて手早くからめ、器に盛る。

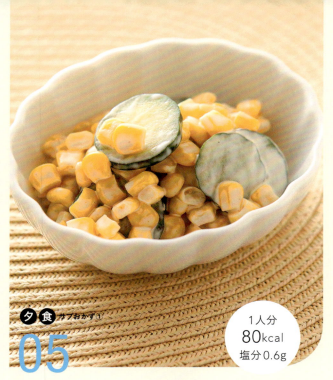

夕食 サブおかず①
05
1人分
80kcal
塩分0.6g

マヨネーズのこってりとしたうまみを生かして。
きゅうりとコーンのマヨあえ

DIET POINT!
コーンの甘さ、マヨネーズの風味で満足感が得られます。

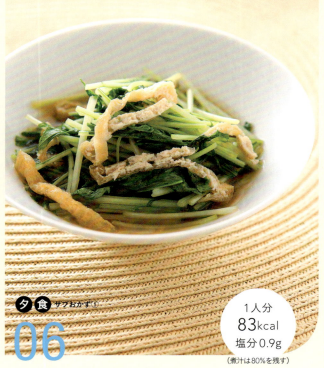

夕食 サブおかず①
06
1人分
83kcal
塩分0.9g
（煮汁は80％を残す）

市販のめんつゆで作るから、簡単＆手早い。
水菜と油揚げの煮もの

DIET POINT!
油揚げのうまみが煮汁に移り、深みのある味わいに。

材料（1人分）と下ごしらえ

きゅうり…1/3本 (30g)
薄い小口切りにする。

ホールコーン（缶詰）…60g
汁けをきる。

● 塩…ごく少々 (0.3g)、
調味用[マヨネーズ…小さじ1、こしょう…少々]

材料（1人分）と下ごしらえ

水菜…2株 (70g)
4cm幅に切る。

油揚げ…1/3枚強 (12g)
熱湯でさっとゆで、水けをきる。縦半分に切ってから横に5mm幅に切る。

● 煮汁[水…70㎖、酒…大さじ1、めんつゆ（市販品・3倍濃縮タイプ）…小さじ2]

塩もみをする
1 ボウルにきゅうり、塩、水少々（分量外）を入れてもみ、しんなりとしたら水洗いをして水けを絞る。

調味する
2 ボウルに1、コーン、調味用の材料を入れて混ぜ、器に盛る。

煮る
1 小鍋に油揚げ、煮汁の材料を入れて混ぜ、中火にかける。煮立ったら、ふたをして、弱火で1分ほど煮る。

仕上げる
2 ふたを取って中火にし、水菜の茎、葉の順に加えてさっと煮て器に盛る。

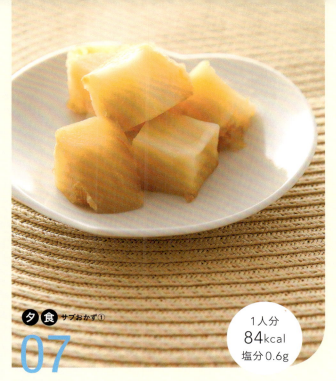

夕食 サブおかず①

07

1人分
84kcal
塩分0.6g

ほっくりと煮えたじゃがいもが、おいしい箸休めに。

じゃがいもの甘辛煮

DIET POINT! 適量の砂糖を加えて甘みをプラス。充実感がアップします。

材料（1人分）と下ごしらえ

じゃがいも…小1個（90g）
皮をむき、2〜2.5cm角に切る。水に3分ほどさらし、水けをきる。

● 調味用 [酒…小さじ1、砂糖、しょうゆ…各小さじ⅔]

ゆでる

1 鍋にじゃがいもを入れ、かぶるくらいの水（分量外）を加えて中火にかける。沸騰したら、ふたをして弱火で10分ほどゆでる。

調味する

2 じゃがいもがやわらかくなったら、水けをきって鍋に戻し、調味用の材料を加える。からめながら汁けをとばし、器に盛る。

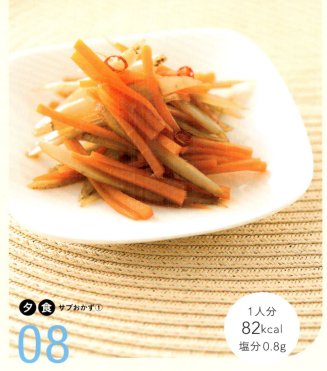

夕食 サブおかず①

08

1人分
82kcal
塩分0.8g

歯ごたえのよいおかずで、献立にメリハリを。

ごぼうとにんじんのきんぴら

DIET POINT! 食物繊維たっぷりの根菜2種を使い、めんつゆで仕上げて薄味に。

材料（1人分）と下ごしらえ

ごぼう（細めの部分）…¼本（40g）
たわしでこすって水洗いをし、縦半分に切って薄い斜め切りにする。水に3分ほどさらし、水けをふく。

にんじん…小⅓本（30g）
皮をむいて、4cm長さの細切りにする。

赤唐辛子の小口切り…3個

● サラダ油…小さじ1、調味用 [めんつゆ（市販品・3倍濃縮タイプ）…小さじ1½、酒…小さじ2]

蒸し煮にする

1 フライパンにサラダ油を中火で熱し、ごぼう、にんじんを入れてさっと炒める。水大さじ1（分量外）をふり、ふたをして弱めの中火で2〜3分蒸し煮にする。

調味する

2 ふたを取って中火にし、赤唐辛子、調味用の材料を加えて混ぜながら煮る。汁けがなくなったら、器に盛る。

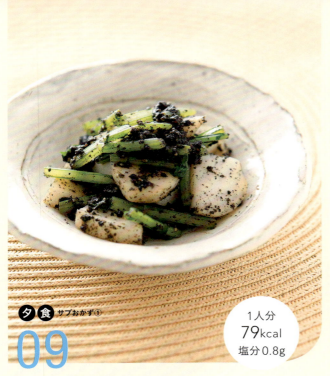

夕食 サブおかず①

09

1人分 79kcal 塩分0.8g

香ばしい黒ごまの風味がきいています。

かぶの黒ごまあえ

 DIET POINT!
かぶは低カロリーながら、緑黄色野菜、淡色野菜がとれる優秀素材。

材料（1人分）と下ごしらえ

かぶ…小1個(70g)
皮をつけたまま、縦半分に切って横に8mm幅に切る。

黒すりごま…大さじ1½

かぶの葉…30g
2cm幅に切る。

● 調味用[しょうゆ…小さじ1弱(5g)、砂糖…小さじ1弱(2.5g)]

ゆでる

1 小鍋に水1½カップ（分量外）を入れて強火にかけ、沸騰したら、塩小さじ½（分量外）、かぶを入れて30秒ほどゆでる。かぶの葉も加えてさっとゆで、ざるに上げて冷ます。

2 1のかぶの水けをふき、かぶの葉の水けを絞る。

調味する

3 ボウルにごま、調味用の材料を入れて混ぜる。2を加えてさらに混ぜ、器に盛る。

夕食 サブおかず①

10

1人分 80kcal 塩分0.4g

里いものねっとりとした食感が魅力です。

里いもときゅうりのわさびマヨあえ

 DIET POINT!
里いものなめらかな口当たりにマヨネーズのこくが加わって大満足。

材料（1人分）と下ごしらえ

里いも…小2個(80g*)
皮をつけたまま、たわしでこすって水洗いをし、水けをきる。
＊正味の分量。皮つきのものは95～100g用意する。

きゅうり…⅓本(30g)
四つ割りにしてから5mm幅に切る。

● 塩…ごく少々(0.3g)、調味用[マヨネーズ…小さじ1、おろしわさび…少々]

電子レンジで加熱する

1 耐熱皿に里いもをのせ、ふんわりとラップをかぶせて電子レンジで2分～2分20秒加熱する。ラップをかぶせたまま5分ほどおき、皮をむく。四つ割りにしてから1cm幅に切る。

塩もみをする

2 ボウルにきゅうり、塩、水少々（分量外）を入れてもみ、洗って水けを絞る。

調味する

3 別のボウルに調味用の材料を混ぜ、1、2を加えて混ぜ、器に盛る。

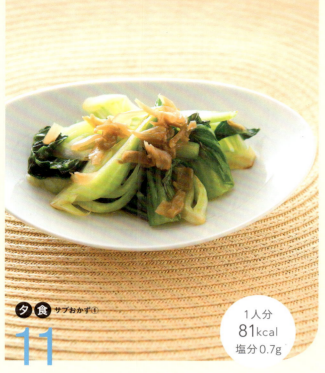

夕食 サブおかず①

11

1人分
81kcal
塩分0.7g

ザーサイのうまみがおいしい調味料。

青梗菜のザーサイ炒め
（チンゲンサイ）

 DIET POINT!
青梗菜は、歯ごたえが残るようにかために炒めること。

材料（1人分）と下ごしらえ

青梗菜…大½株（75g）
葉と茎に切り分ける。葉は長さを3等分に切り、茎は八つ割りにする。

味つけザーサイ（瓶詰）…10g
5mm幅に切る。

● ごま油…大さじ½、みりん…小さじ1

蒸し焼きにする

1 フライパンにごま油を中火で熱し、青梗菜の茎を入れてさっと炒める。ふたをして弱めの中火で30秒ほど蒸し焼きにする。

仕上げる

2 ふたを取って、青梗菜の葉、ザーサイを加えて炒め合わせる。みりんを加えてさっと炒め、器に盛る。

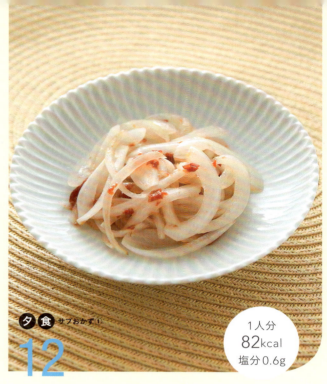

夕食 サブおかず①

12

1人分
82kcal
塩分0.6g

玉ねぎの甘みと梅の酸味が、おいしくマッチ。

玉ねぎの梅炒め

 DIET POINT!
梅肉に含まれるクエン酸には、疲れをとる働きがあります。

材料（1人分）と下ごしらえ

玉ねぎ…小½個（80g）
縦に5mm幅に切る。

梅肉…小さじ1弱（4g）

● サラダ油…小さじ1、みりん…小さじ1

蒸し焼きにする

1 フライパンにサラダ油を中火で熱し、玉ねぎを入れてさっと炒め、ふたをして弱めの中火で1分30秒ほど蒸し焼きにする。

調味する

2 ふたを取り、梅肉、みりんを加えて手早くからめ、器に盛る。

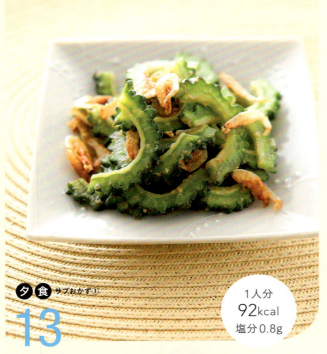
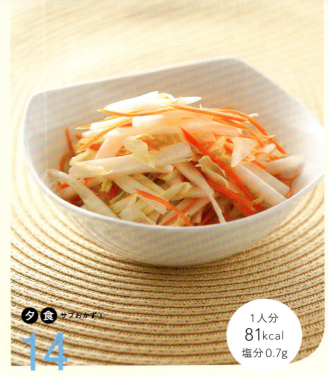

夕食 サブおかず①

13

1人分
92kcal
塩分0.8g

桜えびの香ばしさが、ゴーヤーの苦みと相性抜群。

ゴーヤーと桜えびの炒めもの

 DIET POINT!
みそ＋砂糖を加えた味つけで、こっくりとした満足感のあるおいしさに。

夕食 サブおかず①

14

1人分
81kcal
塩分0.7g

さっぱりとした口当たりが口いっぱいに。

白菜とにんじんのコールスローサラダ

 DIET POINT!
低カロリーの白菜をたっぷりと使い、生のしゃきしゃきの食感を味わって。

材料（1人分）と下ごしらえ

ゴーヤー…⅓本（80g）
縦半分に切ってわたと種を取り除き、5mm幅に切る。

桜えび…大さじ2（4g）

● 合わせ調味料［酒…小さじ2、みそ、水…各小さじ1、砂糖…小さじ½］、サラダ油…小さじ1

材料（1人分）と下ごしらえ

白菜…1枚（80g）
横に5cm幅に切ってから、縦にせん切りにする。

にんじん…小⅕本（20g）
皮をむき、薄い斜め切りにしてからせん切りにする。

● 調味用［サラダ油、酢…各小さじ1½、砂糖…小さじ⅓、塩…ごく少々（0.8g）、こしょう…少々］

合わせ調味料を作る

1 ボウルに合わせ調味料を材料を入れて混ぜておく。

炒める

2 フライパンにサラダ油を中火で熱し、ゴーヤーを入れてさっと炒める。ふたをして弱めの中火で1分30秒ほど蒸し焼きにする。

調味する

3 ふたを取り、桜えび、1を加えて手早くからめ、器に盛る。

混ぜる

ボウルに白菜、にんじんを入れ、調味用の材料を加えてよく混ぜ、器に盛る。

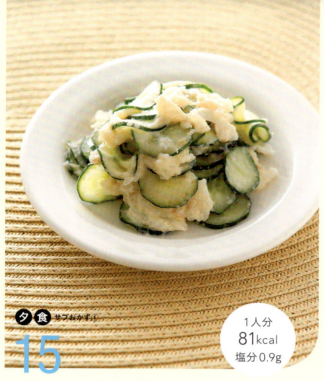

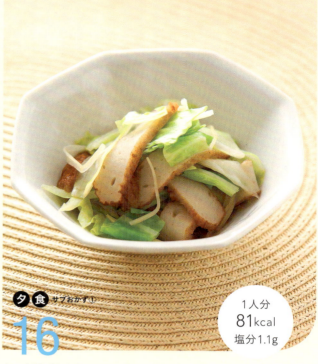

夕食 サブおかず①

15

1人分
81kcal
塩分0.9g

チンしてつぶした長いもが、なめらかな口当たり。

長いものタラモサラダ

DIET POINT!
低カロリーのきゅうりを加えて、食感にアクセントをつけます。

夕食 サブおかず①

16

1人分
81kcal
塩分1.1g

さつま揚げをうまみ出しに使って、こくたっぷり。

キャベツとさつま揚げのめんつゆ煮

DIET POINT!
さつま揚げは少量使いにして、カロリーをセーブ。

材料（1人分）と下ごしらえ

 長いも
…2.5cm（50g）
皮をむき、縦半分に切る。

 きゅうり
…1/2本（50g）
薄い小口切りにする。

 たらこ…10g
薄皮を取り除く。

● 塩…ごく少々（0.5g）
調味用［マヨネーズ…小さじ1、こしょう…少々］

材料（1人分）と下ごしらえ

 キャベツ…1枚（50g）
葉と芯に切り分ける。葉は一口大のざく切りにし、芯は薄切りにする。

 しょうが
…1/3かけ
皮をむいてせん切りにする。

 さつま揚げ
…2/3枚（40g）
ペーパータオルで油をふき、3mm幅に切る。

● 煮汁［水…大さじ3、酒…大さじ1/2、めんつゆ（市販品・3倍濃縮タイプ）…小さじ1/2］

電子レンジで加熱する

1 耐熱皿に長いもをのせ、ラップをふんわりとかぶせて電子レンジで1分20秒ほど加熱する。熱いうちにマッシャーでつぶし、粗熱を取る。

塩もみをする

2 ボウルにきゅうり、塩、水少々（分量外）を入れてもみ、洗って水けを絞る。

調味する

3 別のボウルに1、たらこ、調味用の材料を入れて混ぜる。2を加えてさらに混ぜ、器に盛る。

煮る

1 小鍋に煮汁の材料を入れて混ぜ、キャベツ、さつま揚げ、しょうがを順に重ねて入れ、中火にかける。

2 煮立ったら、ふたをして弱火で3分ほど煮る。全体を混ぜてさっと煮、器に盛る。

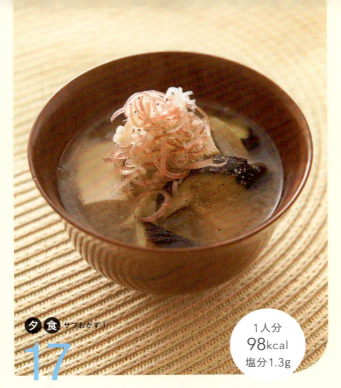

夕食 サブおかず①

17

1人分
98kcal
塩分1.3g

みょうが、粉山椒は香りのリラックス効果も得られます。

なすと厚揚げのみそ汁

 DIET POINT!
低カロリーのなすは、½本しっかり食べて大丈夫。塩分を排出する働きも。

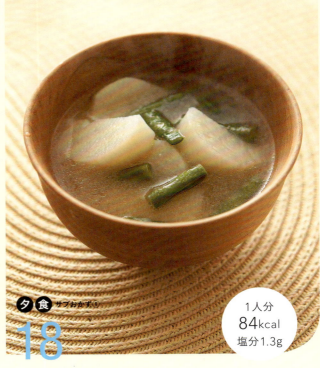

夕食 サブおかず①

18

1人分
84kcal
塩分1.3g

ほっくりと煮えた長いもが、新鮮なおいしさ。

長いもといんげんのみそ汁

 DIET POINT!
サラダ油でいんげんを炒め、こくと風味をプラス。満足感がアップします。

材料（1人分）と下ごしらえ

なす…½本（40g）
へたを落とし、縦半分に切ったものを用意する。塩水（塩少々＋水1カップ・各分量外）に3分ほどさらし、水けをきる。

厚揚げ…¼枚（50g）
ペーパータオルで表面の油をふく。縦半分に切ってから厚みを半分に切る。

みょうが…1個（15g）
縦半分に切ってから横に薄切りにする。さっと水洗いをして水けをふく。

● だし汁（p143参照）…160㎖、みそ…大さじ½、粉山椒…少々

材料（1人分）と下ごしらえ

長いも…3cm（60g）
皮をむき、1cm幅の半月切りにする。

さやいんげん…3本（30g）
へたを切り落とし、2〜3cm幅に切る。

● サラダ油…小さじ½、だし汁（p143参照）…180㎖、みそ…大さじ½

電子レンジで加熱する

1 耐熱皿になすをのせ、ラップをふんわりとかぶせて電子レンジで50秒ほど加熱する。水けをふいて1cm幅の斜め切りにする。

煮る

2 小鍋にだし汁、なす、厚揚げを入れて中火にかけ、煮立ったらアクを取り除き、ふたをして1分ほど煮る。

調味する

3 ふたを取り、みそを溶き入れてさっと煮る。器に盛ってみょうがを添え、粉山椒をふる。

電子レンジで加熱する

1 耐熱皿に長いもをのせ、ラップをふんわりとかぶせて電子レンジで1分20秒ほど加熱する。

炒めて煮る

2 小鍋にサラダ油を中火で熱し、いんげんを入れてさっと炒める。いんげんに油が回ったら、だし汁を加える。煮立ったらアクを取り除き、ふたをして弱火で2分ほど煮る。

調味する

3 ふたを取り、1を加えてみそを溶き入れる。さっと煮て器に盛る。

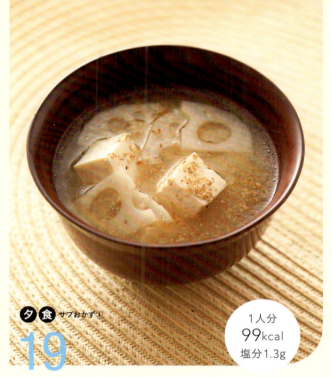

夕食 サブおかず①

19

1人分
99kcal
塩分1.3g

すりごまを加えて、深みのある味わいに。

れんこんと豆腐のごまみそ汁

DIET POINT!
油で炒め、すりごまを加えることで深みのある味になり、充実度もアップ。

材料（1人分）と下ごしらえ

 れんこん（細めのもの）…1cm（30g）
皮をむいて薄いいちょう切りにする。
水に3分ほどつけ、水けをきる。

 木綿豆腐…1/6丁（50g）
水けをきり、1.5cm角に切る。

 白すりごま…小さじ1/2

● サラダ油…小さじ1/2、だし汁（p143参照）…3/4カップ、
みそ…大さじ1/2

炒めて煮る
1 小鍋にサラダ油を中火で熱し、れんこんを入れて炒める。れんこんが透き通ってきたら、だし汁を加える。煮立ったら、アクを取り除き、ふたをして弱火で1分ほど煮る。

調味する
2 ふたを取ってみそを溶き入れ、豆腐を加えてさっと煮る。器に盛ってごまをふる。

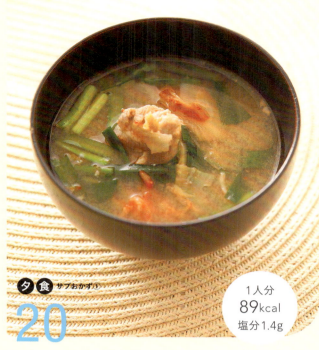

夕食 サブおかず①

20

1人分
89kcal
塩分1.4g

キムチのうまみと酸味が絶妙に合います。

にら、豚肉、キムチのみそ汁

DIET POINT!
具だくさんでボリュームいっぱいの食べるみそ汁。

材料（1人分）と下ごしらえ

 にら…1/5束（20g）
2cm幅に切る。

 豚ロース薄切り肉…20g
2cm幅に切る。

 白菜キムチ…10g
1～2cm幅に切る。

● だし汁（p143参照）…3/4カップ、みそ…大さじ1/2弱（8g）、
ごま油…小さじ1/4

煮る
1 小鍋にだし汁を入れて中火にかける。煮立ったら豚肉を加える。

調味する
2 煮立ったらアクを取り除き、にら、キムチを加える。再び煮立ったらみそを溶き入れてさっと煮る。器に盛ってごま油をふる。

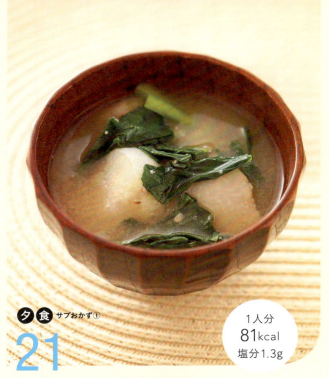

夕食 サブおかず①

21

1人分 81kcal 塩分1.3g

里いもはチンしてから煮ると、ほどよいやわらかさに。

里いもと小松菜のみそ汁

DIET POINT!
里いも2個、小松菜もしっかり食べられる満足みそ汁。栄養面もばっちり。

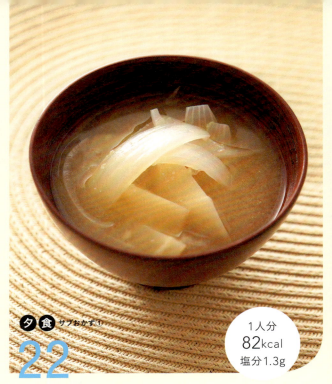

夕食 サブおかず①

22

1人分 82kcal 塩分1.3g

量感のあるみそ汁は、充実度たっぷり。

じゃがいもと玉ねぎのみそ汁

DIET POINT!
玉ねぎの甘みが煮汁に溶け出て、うまみ満点。素材の持ち味が楽しめます。

材料（1人分）と下ごしらえ

里いも…2個（100g＊）
皮をつけたまま、たわしでこすって水洗いをし、水けをきる。
＊正味の分量。皮つきのものは、130〜150gを用意する。

小松菜…小1株（20g）
根元に十文字の切り目を入れ、4cm幅に切る。

● だし汁（p143参照）…¾カップ、みそ…大さじ½

材料（1人分）と下ごしらえ

じゃがいも…⅔個（80g）
皮をむき、1.2cm角の棒状に切る。水に3分ほどさらし、水けをきる。

玉ねぎ…⅐個（30g）
1cm幅のくし形に切る。

● だし汁（p143参照）…180ml、みそ…大さじ½

電子レンジで加熱する
1 耐熱皿に里いもをのせ、ラップをふんわりとかぶせて電子レンジで3分ほど加熱する。ラップをかぶせたまま5分ほどおいて冷まし、皮をむいて1cm幅の輪切りにする。

煮て調味する
2 小鍋にだし汁、1を入れて中火にかけ、煮立ったらアクを取り除き、小松菜の茎、葉の順に加えてさっと煮る。みそを溶き入れてさっと煮、器に盛る。

煮る
1 小鍋にだし汁、じゃがいも、玉ねぎを入れて中火にかける。煮立ったらアクを取り除き、ふたをして弱火で6分ほど煮る。

調味する
2 ふたを取り、みそを溶き入れてさっと煮、器に盛る。

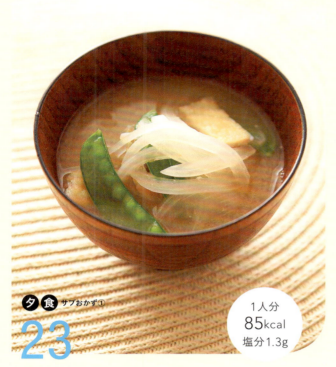

夕食 サブおかず①

23

1人分
85kcal
塩分1.3g

油揚げのうまみがじっくりとしみています。

絹さやと油揚げのみそ汁

DIET POINT!
緑黄色野菜、淡色野菜が一度にしっかりと70gもとることができます。

材料（1人分）と下ごしらえ

絹さや
…小10枚(20g)
へたと筋を取り除く。

玉ねぎ
…1/4個(50g)
縦に、薄切りにする。

油揚げ…1/3枚(10g)
熱湯でさっとゆで、水けをきる。縦半分に切ってから1cm幅に切る。

● だし汁（p143参照）…160ml、みそ…大さじ1/2

煮る
1 小鍋にだし汁、玉ねぎ、油揚げを入れて中火にかける。煮立ったらアクを取り除き、ふたをして弱火で2分ほど煮る。

調味する
2 ふたを取り、絹さやを加え、ふたをしてさらに1分ほど煮る。みそを溶き入れてさっと煮、器に盛る。

夕食 サブおかず①

24

1人分
88kcal
塩分1.3g

かぼちゃの甘みが、みその香りとよく合います。

かぼちゃのみそ汁

DIET POINT!
献立に甘いかぼちゃの料理があると、メリハリがついて満足感が得られます。

材料（1人分）と下ごしらえ

かぼちゃ（8mm厚さ）…1枚(70g)
3cm幅に切る。

長ねぎ…5cm(12.5g)
薄い小口切りにする。

● だし汁（p143参照）…180ml、みそ…大さじ1/2

煮る
1 小鍋にだし汁、かぼちゃを入れて中火にかける。煮立ったらアクを取り除き、ふたをして弱火で4〜5分煮る。

調味する
2 ふたを取り、みそを溶き入れてさっと煮る。器に盛って長ねぎを添える。

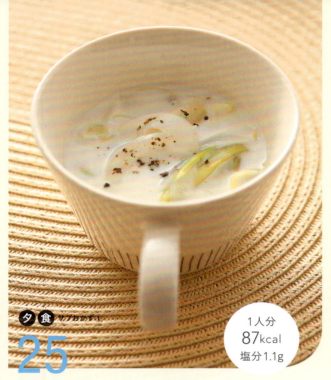
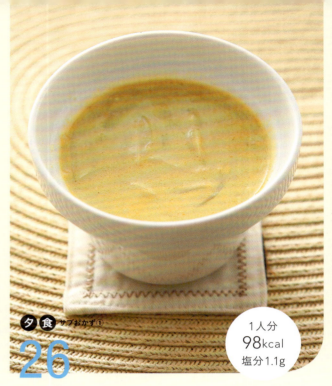

夕食 サブおかず①

25
1人分 87kcal 塩分1.1g

たんぱく質もとれる、ヘルシー&元気になるスープ。

レタス入りミルクスープ

 DIET POINT!
スープの素を少量加えると、スープにこくが加わり、奥深いおいしさに。

夕食 サブおかず①

26
1人分 98kcal 塩分1.1g

カレー粉の香りがきいた、なめらかスープ。

おからのカレースープ

 DIET POINT!
おから+豆乳のWパワーのスープ。食物繊維がたっぷりです。

材料（1人分）と下ごしらえ

レタス
…1枚（30g）
一口大にちぎる。

玉ねぎ
…1/10個（20g）
縦に薄切りにする。

牛乳
…1/2カップ

● スープ［水…1/2カップ、洋風スープの素（固形・チキン）…1/4個］、塩…ごく少々（0.4g）、粗びき黒こしょう…少々

材料（1人分）と下ごしらえ

おから
…大さじ1
（10g）

玉ねぎ
…1/5個（40g）
縦に薄切りにする。

豆乳
…1/2カップ弱
（90g）

● サラダ油…小さじ1/2、カレー粉…小さじ1/4、スープ［水…80mℓ、洋風スープの素（固形・チキン）…1/4個、酒…小さじ1］、塩…ごく少々（0.5g）

煮る
1 小鍋にスープの材料、玉ねぎを入れて中火にかける。煮立ったらアクを取り除き、ふたをして弱火で3分ほど煮る。

調味する
2 ふたを取り、レタス、牛乳を加えて中火で温め、塩を加えて混ぜる。器に盛り、粗びき黒こしょうをふる。

炒める
1 小鍋にサラダ油を中火で熱し、玉ねぎを入れてさっと炒める。

2 玉ねぎが少ししんなりとしたら、おから、カレー粉を加えて炒め合わせ、スープの材料を加える。

煮る
3 煮立ったらアクを取り除き、ふたをして弱火で2分ほど煮る。ふたを取り、豆乳、塩を加えて中火で温め、器に盛る。

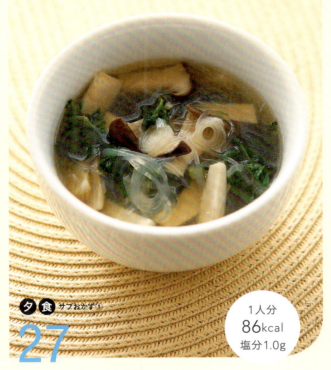

夕食 サブおかず①

27

1人分
86kcal
塩分1.0g

つるつるとした春雨ののどごしも、美味。

きのこ入り春雨スープ

 DIET POINT!
低カロリーのエリンギを加えて、おいしくかさ増しに。

材料（1人分）と下ごしらえ

 エリンギ
…1本（50g）
長さを半分に切る。縦半分に切ってから縦に3mm幅に切る。

 長ねぎ
…4cm（10g）
3mm幅の小口切りにする。

 春菊
…2本（30g）
3cm幅に切る。

 春雨（乾燥）
…10g
長さを半分に切る。

● サラダ油…小さじ½、スープ［水…1カップ、酒…小さじ1、鶏がらスープの素（顆粒）…小さじ¼］、調味用［しょうゆ…小さじ1弱（5g）、こしょう…少々］

炒める

1 小鍋にサラダ油を中火で熱し、エリンギ、春菊の茎をさっと炒める。長ねぎ、春雨、スープの材料を加えて混ぜる。

煮る

2 煮立ったらアクを取り除き、ふたをして弱火で2分ほど煮る。

3 ふたを取り、春菊の葉を加えて1分ほど煮る。調味用の材料を加えて混ぜ、器に盛る。

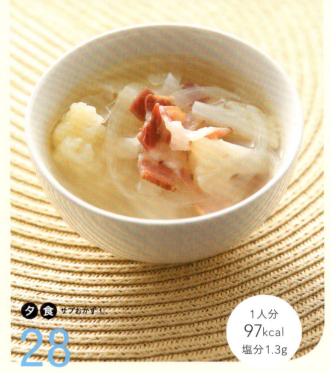

夕食 サブおかず①

28

1人分
97kcal
塩分1.3g

ベーコンをうまみ出しに使って、こく満点。

カリフラワーとベーコンのスープ

 DIET POINT!
ベーコンのこくと香りで満足感のある一品に。

材料（1人分）と下ごしらえ

 カリフラワー
…⅙株（50g）
小房に切り分け、さらに縦2～4等分に切る。

 ベーコン
…1枚（15g）
1cm幅に切る。

 玉ねぎ
…⅕個（30g）
縦に、薄切りにする。

● スープ［水…180㎖、洋風スープの素（固形・チキン）…¼個］、調味用［酒…小さじ1、塩…ごく少々（0.4g）、こしょう…少々］

煮る

1 小鍋にスープの材料、カリフラワー、ベーコン、玉ねぎを入れて中火にかける。

2 煮立ったらアクを取り除き、ふたをして弱火で3～5分煮る。

調味する

3 ふたを取り、調味用の材料を加えて混ぜ、器に盛る。

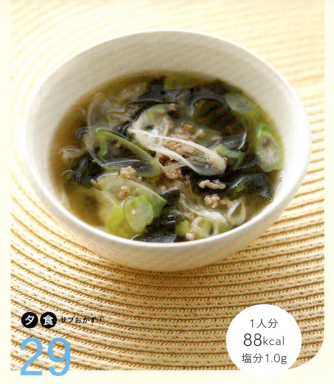

 夕食 サブおかず①

29

海の滋味、ひき肉のこくでいっそうおいしく。

わかめとひき肉のスープ

1人分 88kcal 塩分1.0g

DIET POINT! 具たっぷりのわかめスープ。中華風のおかずに添えて充実度アップ。

 夕食 サブおかず①

30

すりおろしたじゃがいもの、のどごしが新鮮。

じゃがいもとひき肉のスープ

1人分 91kcal 塩分1.0g

DIET POINT! とろりとしたスープなので、ゆっくりと味わうことができます。

材料（1人分）と下ごしらえ

 カットわかめ（乾燥）…小さじ2 たっぷりの水に2〜3分つけてもどし、水けを絞る。

 豚ひき肉…20g

 長ねぎ…1/3本（30g） 5mm幅の斜め切りにする。

● ごま油…小さじ1/2、スープ［水…3/4カップ、酒…小さじ2、鶏がらスープの素（顆粒）…小さじ1/4］、調味用［しょうゆ…小さじ2/3、こしょう…少々］

材料（1人分）と下ごしらえ

 じゃがいも…小1/2個（40g） 皮をむいてすりおろす。

 鶏ひき肉…20g

 しょうが…1/3かけ 皮をむいてすりおろす。

 焼きのり…少々 小さくちぎる。

● サラダ油…小さじ1/2、スープ［水…3/4カップ、酒…小さじ1、鶏がらスープの素（顆粒）…小さじ1/4］、調味用［塩…ごく少々（0.7g）、こしょう…少々］

炒める

1 小鍋にごま油を中火で熱し、ひき肉、長ねぎを入れて炒める。ひき肉の色が変わったら、スープの材料を加える。

調味する

2 煮立ったらアクを取り除く。わかめ、調味用の材料を加えてさっと煮、器に盛る。

炒める

1 小鍋にサラダ油を中火で熱し、ひき肉、しょうがを入れて炒める。ひき肉の色が変わったら、スープの材料を加えて混ぜる。

煮る

2 煮立ったらアクを取り除き、じゃがいもを加える。混ぜながらとろみがつくまで1分ほど煮る。

調味する

3 調味用の材料を加えて混ぜ、器に盛る。焼きのりを散らす。

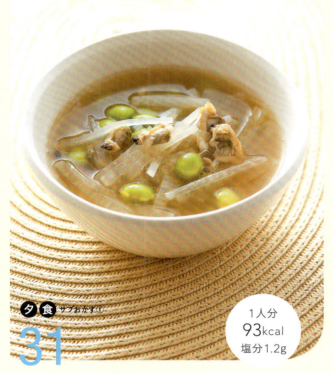
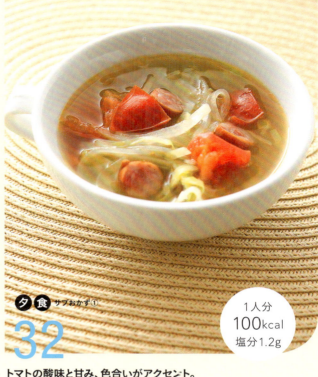

夕食 サブおかず①

31

1人分
93kcal
塩分1.2g

あさりのうまみがじんわりとしみています。

大根とあさり缶のスープ

DIET POINT!
しょうがを加えることで、血流がアップし、代謝もよくなります。

夕食 サブおかず①

32

1人分
100kcal
塩分1.2g

トマトの酸味と甘み、色合いがアクセント。

キャベツとトマトのスープ

DIET POINT!
オリーブ油で炒めて、うまみをぎゅっと閉じ込め、充実度アップ。

材料（1人分）と下ごしらえ

大根（細い部分）
…2.5cm（70g）
皮をむき、薄い輪切りにしてからせん切りにする。

あさりの水煮（缶詰）
…20g
汁けをきる。

ゆで枝豆…20g*
豆を取り出す。
*正味の分量。さやつきで40gほどを用意する。

しょうが
…⅓かけ
皮をむいてすりおろす。

● ごま油…小さじ½、スープ［水…¾カップ、酒…小さじ1、鶏がらスープの素（顆粒）…小さじ¼］、しょうゆ…小さじ⅔

材料（1人分）と下ごしらえ

キャベツ
…½枚（25g）
4cm長さの細切りにする。

トマト
…⅓個（50g）
へたを取り除き、1.5cm角に切る。

玉ねぎ
…⅒個（20g）
縦に、薄切りにする。

ウインナソーセージ
…小1本（15g）
5mm幅に切る。

● オリーブ油…小さじ½、スープ［水…120mℓ、酒…小さじ1、洋風スープの素（固形・チキン）…½個］、調味用［塩…ごく少々（0.3g）、こしょう…少々］

炒める
1 小鍋にごま油を中火で熱し、大根を入れてさっと炒める。スープの材料、あさりを加えて、さっと混ぜる。

煮る
2 煮立ったらアクを取り除き、ふたをして弱火で2分ほど煮る。

3 ふたを取り、枝豆、しょうゆを加えてさっと煮る。火を止め、しょうがの汁けを絞って器に盛る。

炒める
1 小鍋にオリーブ油を熱し、玉ねぎ、キャベツ、ウインナの順に入れて炒める。玉ねぎがしんなりとしたら、スープの材料を加えて混ぜる。

煮て調味する
2 煮立ったらアクを取り除き、トマトを加えて1分ほど煮る。調味用の材料を加えて混ぜ、器に盛る。

50kcal以下 サブおかず②

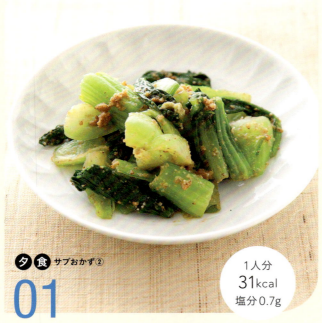

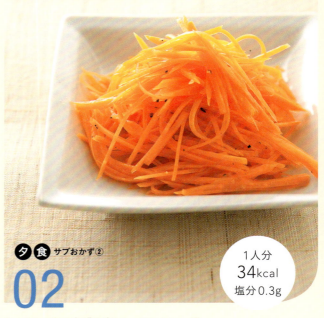

夕食 サブおかず②
01
1人分
31kcal
塩分 0.7g

市販のめんつゆを使ってほんのり甘みをプラス。
青梗菜(チンゲンサイ)のごまめんつゆあえ

 DIET POINT! 青梗菜はかためにゆでて、かみごたえを出します。

夕食 サブおかず②
02
1人分
34kcal
塩分 0.3g

しゃきしゃきの食感も楽しい、おいしい一品。
にんじんのナムル

 DIET POINT! 少量の油を加えることで、満足感が得られて腹もちもよくなります。

材料(1人分)と下ごしらえ

 青梗菜…大½株(75g)
葉と茎に切り分ける。葉は3cm長さに切る。茎は縦半分に切り、横に2cm幅に切る。

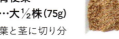 白すりごま…大さじ½

● めんつゆ(市販品・3倍濃縮タイプ)…小さじ1、おろしわさび…少々

材料(1人分)と下ごしらえ

 にんじん…小½本強(60g)
皮をむき、薄い斜め切りにしてからせん切りにする。

● 調味用[ごま油…小さじ¼、塩…ごく少々(0.3g)、粗びき黒こしょう、ラー油…各少々]

ゆでる
1 小鍋に水1½カップ(分量外)を入れて強火にかけ、沸騰したら、塩小さじ½(分量外)、青梗菜の茎、葉の順に入れてさっとゆでる。

調味する
2 ざるに上げて冷まし、水けを絞る。ボウルに青梗菜を入れ、めんつゆ、ごま、おろしわさびを加えて混ぜ、器に盛る。

電子レンジで加熱する
1 耐熱ボウルににんじんを入れ、ふんわりとラップをかぶせて電子レンジで30秒ほど加熱する。粗熱を取り、水けをふく。

調味する
2 ボウルに1を入れ、調味用の材料を加えて混ぜ、器に盛る。

もう1つの小さなおかずは、他の2品と素材、味わい、調理法などが異なるものをチョイスしましょう。
50kcal以下のどれも低カロリーなおかずなので、安心して食べられます。

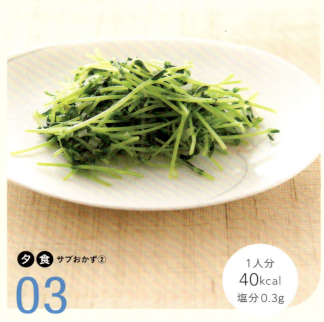

夕食 サブおかず②

03

1人分
40kcal
塩分0.3g

フライパンひとつでささっと炒めてでき上がり。

豆苗のにんにく炒め

 DIET POINT!
油の量を守ってカロリーをセーブすること。

材料（1人分）と下ごしらえ

豆苗
…½パック(50g)
根元を切り落とし、長さを半分に切る。

にんにく
…¼かけ
みじん切りにする。

● サラダ油…小さじ½、酒…小さじ1、塩…ごく少々(0.3g)

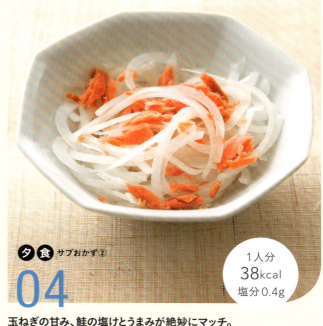

夕食 サブおかず②

04

1人分
38kcal
塩分0.4g

玉ねぎの甘み、鮭の塩けとうまみが絶妙にマッチ。

オニオンスライスの鮭フレークあえ

 DIET POINT!
玉ねぎに含まれるアリシンには、新陳代謝をアップする働きがあります。

材料（1人分）と下ごしらえ

玉ねぎ
…¼個(50g)
横に薄切りにし、水に3分ほどさらして水けをふく。

鮭フレーク
（市販品・瓶詰）
…大さじ1
(10g)

● 酢…大さじ1

炒める

1 フライパンにサラダ油を中火で熱し、豆苗を入れてさっと炒める。にんにくを加えて酒をふり、ふたをして弱めの中火で1分ほど蒸し焼きにする。

調味する

2 ふたを取り、塩を加えてさっと炒め、器に盛る。

混ぜる

ボウルに玉ねぎ、鮭フレークを入れ、酢を加えて混ぜ、器に盛る。

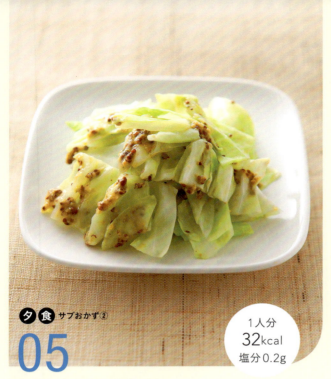

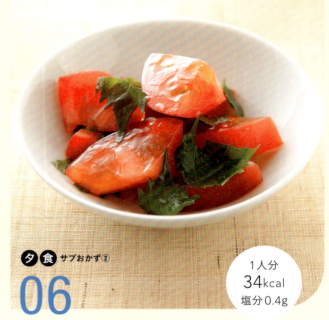

夕食 サブおかず②

05

1人分
32kcal
塩分 0.2g

肉や魚のメインおかずに添えても。

キャベツの粒マスタードあえ

 DIET POINT!
電子レンジで加熱してかさを減らせば、たっぷりと食べられます。

夕食 サブおかず②

06

1人分
34kcal
塩分 0.4g

レモン汁＋オリーブ油であえた絶品味。

トマトと青じそのレモンあえ

 DIET POINT!
レモンに含まれるクエン酸には、疲労を回復する働きがあります。

材料（1人分）と下ごしらえ

キャベツ…1枚（50g）
葉と芯に切り分ける。葉は2〜3cm四方に切り、芯は薄切りにする。

● 調味用［粒マスタード…小さじ1、オリーブ油…小さじ¼］

材料（1人分）と下ごしらえ

トマト
…½個（75g）
へたを取り除き、縦半分に切ってから横に1cm幅に切る。

青じそ…2枚
軸を取り除き、大まかにちぎる。

● 調味用［オリーブ油、レモン汁…各小さじ½、塩…ごく少々（0.4g）］

電子レンジで加熱する

1 耐熱ボウルにキャベツを入れ、ふんわりとラップをかぶせて電子レンジで30秒ほど加熱する。粗熱を取り、水けをふく。

調味する

2 ボウルに1を入れ、調味用の材料を加えて混ぜ、器に盛る。

混ぜる

ボウルにトマト、青じそを入れ、調味用の材料を加えて混ぜ、器に盛る。

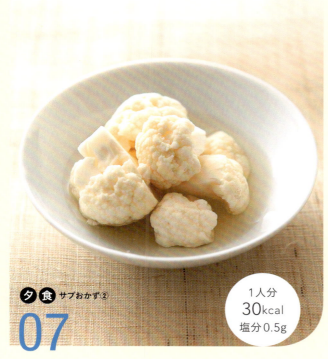
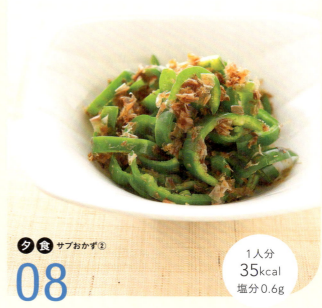

夕食 サブおかず②
07
1人分
30kcal
塩分0.5g

多めに作ってストックしておくのもおすすめです。
カリフラワーのピクルス

DIET POINT! カリフラワーはビタミンCや食物繊維が豊富。ダイエットにおすすめの食材。

夕食 サブおかず②
08
1人分
35kcal
塩分0.6g

たっぷりのピーマン2個がおいしくいただけます。
ピーマンのおかかじょうゆ

DIET POINT! 削り節には、良質のたんぱく質やコラーゲンを含んでいます。

材料（1人分）と下ごしらえ

カリフラワー…1/5株（60g）
小房に切り分け、さらに2〜4等分に切る。水に3分ほどさらして水けをきる。

● 調味用［水、酢…各大さじ1½、砂糖…大さじ½、塩…小さじ⅕］

材料（1人分）と下ごしらえ

ピーマン…2個（60g）
縦半分に切ってへたと種を取り除き、横に5mm幅に切る。

削り節…½パック（2.5g）

● 調味用［しょうゆ、みりん…各小さじ⅔］

電子レンジで加熱する
1 耐熱ボウルに調味用の材料を入れ、ラップをかぶせずに電子レンジで30秒ほど加熱する。

調味する
2 1が熱いうちにカリフラワーを加え、混ぜながら冷ます。器に盛り、調味料少々をかける。

電子レンジで加熱する
1 耐熱ボウルにピーマンを入れ、ふんわりとラップをかぶせて電子レンジで40秒ほど加熱する。粗熱を取り、水けをふく。

調味する
2 ボウルに1、削り節、調味料の材料を加えて混ぜ、器に盛る。

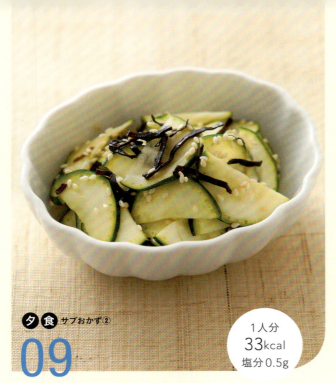
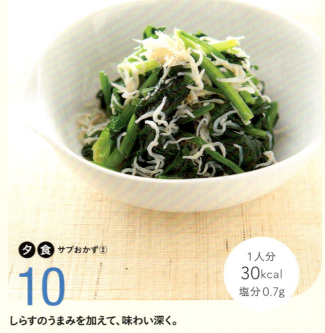

夕食 サブおかず②

09

1人分
33kcal
塩分0.5g

切って塩昆布とごまであえれば、でき上がり。

ズッキーニの塩昆布あえ

 DIET POINT!
塩昆布は塩分が高めなので、少量使いを心がけること。

夕食 サブおかず②

10

1人分
30kcal
塩分0.7g

しらすのうまみを加えて、味わい深く。

ほうれん草のしらすあえ

 DIET POINT!
ほうれん草は、貧血を予防する鉄が豊富。しらすでたんぱく質をプラスして。

材料(1人分)と下ごしらえ

 ズッキーニ
…⅓本(70g)
薄い半月切りにする。

 塩昆布
…大さじ½弱
(1.5g)
2cm幅に切る。

 白いりごま
…小さじ1

● 塩…ごく少々(0.5g)

材料(1人分)と下ごしらえ

 ほうれん草
…小⅓束(70g)
根元に十文字の切り目を入れ、4cm幅に切る。

 しらす
…大さじ2
(10g)

● 調味用[しょうゆ…小さじ¼、みりん…小さじ⅓]

塩もみをする

1 ボウルにズッキーニ、塩、水少々(分量外)を入れてもみ、しんなりとしたら水洗いをし、水けを絞る。

調味する

2 ボウルに1、塩昆布、ごまを入れて混ぜ、器に盛る。

ゆでる

1 小鍋に水1½カップ(分量外)を入れて強火にかけ、沸騰したら、塩小さじ½(分量外)、ほうれん草の茎、葉の順に入れてさっとゆでる。水にとって冷まし、水けを絞る。

調味する

2 ボウルに1をほぐして入れる。しらす、調味用の材料を加えて混ぜ、器に盛る。

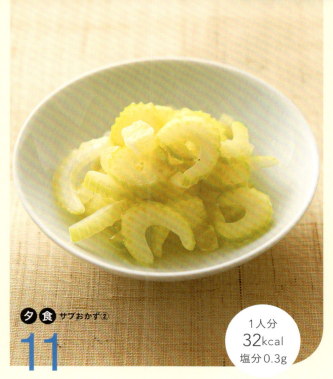

夕食 サブおかず②

11

1人分
32kcal
塩分0.3g

セロリの苦み、甘酸っぱい味つけが相性抜群。

セロリのはちみつレモン漬け

 DIET POINT! はちみつは、砂糖より甘みが強いので少量でOK。

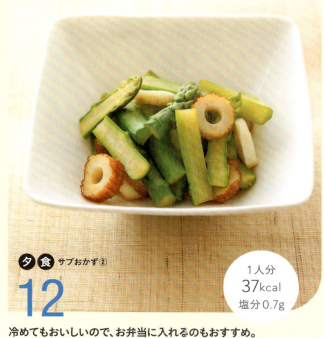

夕食 サブおかず②

12

1人分
37kcal
塩分0.7g

冷めてもおいしいので、お弁当に入れるのもおすすめ。

アスパラガスとちくわのさっと煮

 DIET POINT! 味が濃くなり過ぎないように、調味料の分量を守ること。

材料（1人分）と下ごしらえ

セロリ
…大1/2本（50g）
筋を取り除き、5mm幅に切る。

レモン（5mm幅）の輪切り
…1枚（10g）
皮を取り除き、5mm角に切る。

● 調味用 [はちみつ…小さじ1、塩…ごく少々（0.3g）]

材料（1人分）と下ごしらえ

グリーンアスパラガス…3本（60g）
根元から3cmほど切り落とし、根元から1/3ほどの皮をむく。縦半分に切ってから4cm幅に切る。

ちくわ…小1/2本（15g）
5mm幅に切る。

● 煮汁 [水…大さじ2、しょうゆ、酒、砂糖…各小さじ1/3]

混ぜる

ボウルにセロリ、レモン、調味用の材料を入れて混ぜ、10分ほどおく。漬け汁ごと器に盛る。

煮る

1 小鍋に煮汁の材料を入れて混ぜ、アスパラガス、ちくわを加えて中火にかける。煮立ったらふたをして弱めの中火で1分30秒ほど煮る。

仕上げる

2 ふたを取って全体を混ぜ、器に盛る。

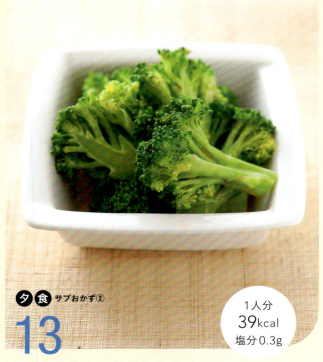

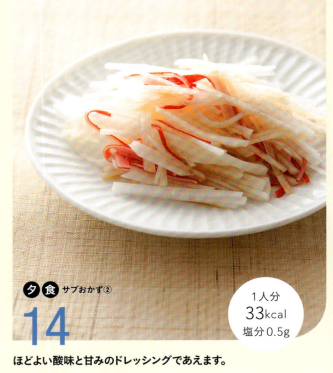

夕食 サブおかず②

13

1人分
39kcal
塩分 0.3g

チンしてあえるだけなので、スピーディー。

ブロッコリーのおひたし

 DIET POINT!
オリーブ油をふって加熱し、こくと風味をアップさせます。

夕食 サブおかず②

14

1人分
33kcal
塩分 0.5g

ほどよい酸味と甘みのドレッシングであえます。

大根とかにかまのサラダ

 DIET POINT!
大根をこの方法でせん切りにすると、ほどよい歯ごたえが楽しめます。

材料（1人分）と下ごしらえ

 ブロッコリー…1/5株（50g）
小房に切り分け、さらに2〜4等分に切る。水に3分ほどさらして水けをきる。

● オリーブ油…小さじ1/2、調味用［めんつゆ（市販品・3倍濃縮タイプ）…小さじ1/2、溶き辛子…少々］

材料（1人分）と下ごしらえ

 大根…1〜2cm（70g）
皮をむき、薄い輪切りにしてからせん切りにする。

 かに風味かまぼこ…1本（10g）
細かくほぐす。

● ドレッシング［サラダ油、酢、めんつゆ（市販品・3倍濃縮タイプ）…各小さじ1/2、こしょう…少々］

電子レンジで加熱する

1 耐熱皿にブロッコリーをのせ、オリーブ油、水小さじ1（分量外）をかける。ラップをふんわりとかぶせ、電子レンジで1分ほど加熱する。粗熱を取り、水けをふく。

調味する

2 ボウルに1を入れ、調味用の材料を加えて混ぜ、器に盛る。

盛る

1 器に大根、かに風味かまぼこを合わせて盛る。

調味する

2 小さなボウルにドレッシングの材料を混ぜ、1にかける。

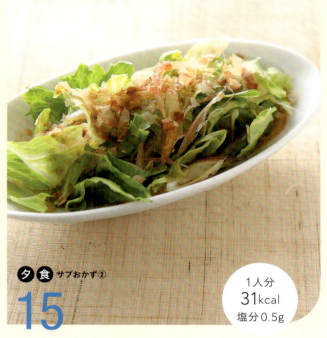
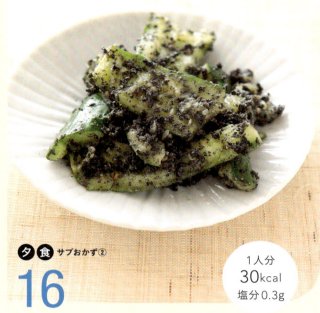

夕食 サブおかず②

15

1人分
31kcal
塩分 0.5g

みょうがのすがすがしい香りがアクセント。

ちぎりレタスのおかかサラダ

DIET POINT!
手作りのドレッシングなら、油控えめでヘルシー。

夕食 サブおかず②

16

1人分
30kcal
塩分 0.3g

ほんのり甘みをきかせて、食べごたえばっちり。

たたききゅうりの黒ごまあえ

DIET POINT!
ごまに含まれる植物性脂肪は、コレステロールの上昇を抑える働きが。

材料（1人分）と下ごしらえ

レタス
…1枚(30g)
一口大にちぎり、さっと洗って水けをふく。

みょうが
…1個(15g)
縦半分に切ってから薄い斜め切りにし、さっと水洗いをして水けをふく。

削り節
…1/5パック(1g)

● ドレッシング[酢…小さじ1、オリーブ油、しょうゆ…各小さじ1/2]

材料（1人分）と下ごしらえ

きゅうり…1/2本(50g)
すりこ木などでたたき、食べやすい長さにちぎる。

黒すりごま…小さじ2

● 調味用[砂糖…小さじ1/4、塩…ごく少々(0.3g)]

盛る
1 器にレタス、みょうがを合わせて盛る。

調味する
2 小さなボウルにドレッシングの材料を混ぜ、1にかける。削り節を散らす。

混ぜる
ボウルにきゅうりを入れ、ごま、調味用の材料を加えて混ぜ、器に盛る。

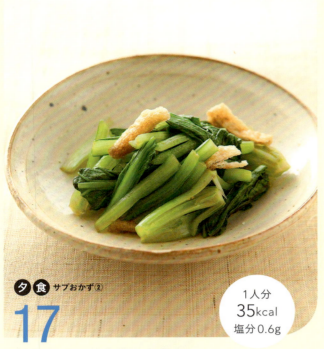

夕食 サブおかず②

17

1人分
35kcal
塩分0.6g

油揚げのうまみ、ポン酢のさっぱり味が合います。

小松菜と油揚げのポン酢あえ

 DIET POINT!
小松菜はカルシウムが豊富。骨や歯を作り、ストレス予防にも効果あり。

材料（1人分）と下ごしらえ

 小松菜…2～3株(70g)
根元に十文字の切り目を入れ、4cm幅に切る。

 油揚げ…⅙枚(5g)
縦半分に切ってから5mm幅に切る。

● ポン酢しょうゆ…小さじ1

ゆでる
1 小鍋に水1½カップ（分量外）を入れて強火にかけ、沸騰したら、塩小さじ½（分量外）、小松菜の茎、葉、油揚げの順に入れてさっとゆでる。ざるに上げて冷まし、水けを絞る。

調味する
2 ボウルに1をほぐしながら入れ、ポン酢しょうゆを加えて混ぜ、器に盛る。

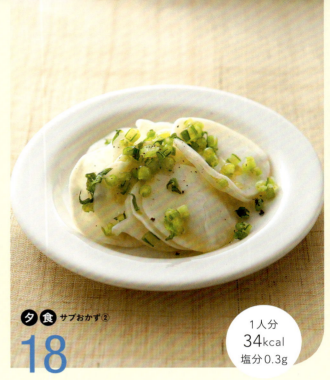

夕食 サブおかず②

18

1人分
34kcal
塩分0.3g

かぶ丸ごと1個の栄養とおいしさをいただきます。

かぶのオリーブ油あえ

 DIET POINT!
かぶの葉には、ビタミン、ミネラルがいっぱい。捨てずに賢く使いましょう。

材料（1人分）と下ごしらえ

 かぶ…小1個(70g)
皮をつけたまま、横に薄い輪切りにする。

 かぶの葉…10g
5mm幅に切る。

● 塩…ごく少々(0.8g)、
調味用[オリーブ油…小さじ½、粗びき黒こしょう…少々]

塩もみをする
1 ボウルにかぶ、かぶの葉を入れ、塩をふって軽くもむ。しんなりとしたら水洗いをし、水けをふく。

調味する
2 ボウルに1を入れ、調味用の材料を加えて混ぜる。器に盛る。

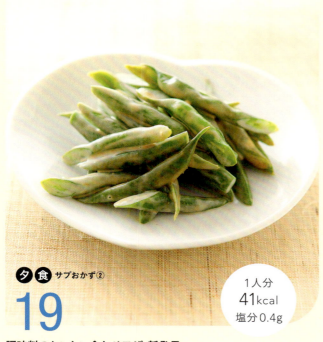

夕食 サブおかず②

19

1人分 41kcal 塩分0.4g

調味料のおいしい合わせワザ、新発見。

いんげんのオイスターマヨあえ

DIET POINT!
いんげんは、ビタミンCや食物繊維などを含む優秀野菜です。

材料（1人分）と下ごしらえ

さやいんげん…5本(50g)
へたを切り落とし、4cm幅の斜め切りにする。

● 調味用[オイスターソース…小さじ1/3、マヨネーズ…小さじ3/4]

ゆでる

1 小鍋に水1 1/2カップ（分量外）を入れて強火にかけ、沸騰したら、塩小さじ1/2（分量外）、いんげんを入れて2分ほどゆでる。ざるに上げ、水をかけて冷まし、水けをふく。

調味する

2 ボウルに調味用の材料を入れて混ぜる。1を加えて混ぜ、器に盛る。

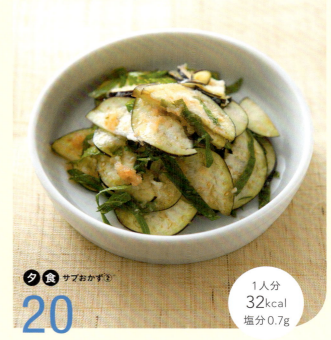

夕食 サブおかず②

20

1人分 32kcal 塩分0.7g

たらこのプチプチとした口当たりが楽しい。

なすのたらこあえ

DIET POINT!
なすに含まれるポリフェノールは、コレステロールの酸化を防ぐ働きも。

材料（1人分）と下ごしらえ

なす…2/3本(50g)
縦半分に切り、薄い斜め切りにする。

青じそ…2枚
軸を切り落とし、縦半分に切ってから横に3mm幅に切る。

たらこ…8g
薄皮を取り除く。

● 塩…小さじ1/5、オリーブ油…小さじ1/4

塩もみをする

1 ボウルになす、青じそ、塩、水大さじ1（分量外）を入れてもみ、しんなりとしたら水けを絞る。

調味する

2 ボウルに1を入れる。たらこ、オリーブ油を加えて混ぜ、器に盛る。

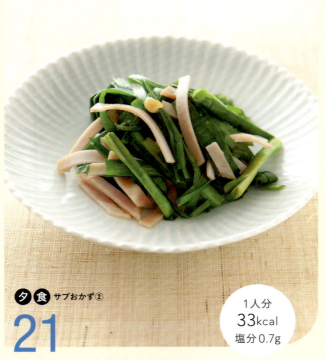

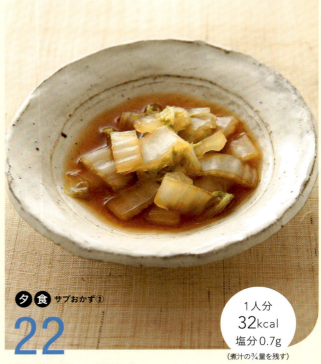

夕食 サブおかず②

21

1人分
33kcal
塩分 0.7g

にら＋辛子でパンチのある味わいに。

にらとハムの辛子あえ

 DIET POINT!
にらの強い香りはアリシンという成分。代謝を活発にする働きがあります。

夕食 サブおかず②

22

1人分
32kcal
塩分 0.7g
（煮汁の¾量を残す）

白菜の甘い味わいが煮汁にしみています。

白菜のさっと煮

 DIET POINT!
ノンオイルで作るから、白菜はたっぷり1枚(80g)が使えます。

材料（1人分）と下ごしらえ

 にら…½束(50g)
4cm幅に切る。

 ロースハム…1枚(15g)
半分に切ってから5mm幅に切る。

● 調味用［練り辛子…少々、しょうゆ…小さじ¼］

材料（1人分）と下ごしらえ

 白菜…1枚(80g)
縦半分に切ってから横に1cm幅に切る。

● 煮汁［水…¼カップ、みりん…小さじ1、めんつゆ（市販品・3倍濃縮タイプ）…大さじ½弱(7mℓ)］

電子レンジで加熱する

1 耐熱皿ににらをのせ、ふんわりとラップをかぶせて電子レンジで40秒ほど加熱する。粗熱を取り、水けをふく。

調味する

2 ボウルに1、ハムを入れる。調味用の材料を加えて混ぜ、器に盛る。

煮る

1 小鍋に煮汁の材料を入れて中火にかける。煮立ったら、白菜の軸、葉の順に加える。再び煮立ったらふたをして弱火で4〜5分煮る。

仕上げる

2 ふたを取り、全体を混ぜて器に盛る。

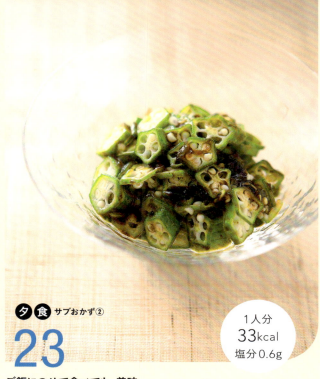

夕食 サブおかず②

23

1人分 33kcal 塩分0.6g

ご飯にのせて食べても、美味。

オクラののりのつくだ煮あえ

DIET POINT!
オクラに含まれるペクチンやムチンは、整腸作用などの働きも。

材料（1人分）と下ごしらえ

オクラ…5本(50g)
塩少々（分量外）をまぶしてこすり、水洗いをする。へたを落として薄い小口切りにする。

のりのつくだ煮（市販品）…小さじ1⅓

● オリーブ油…小さじ¼

混ぜる

ボウルにオクラを入れ、のりのつくだ煮、オリーブ油を加えて混ぜる。器に盛る。

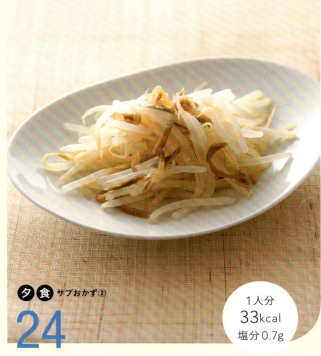

夕食 サブおかず②

24

1人分 33kcal 塩分0.7g

ゆでたもやしをごま油であえて、香ばしく。

もやしのザーサイあえ

DIET POINT!
もやしに含まれるアミラーゼは、胃腸の調子を整える効果があります。

材料（1人分）と下ごしらえ

もやし…⅓袋(70g)
洗って水けをきる。

味つけザーサイ（瓶詰）…10g
せん切りにする。

● ごま油…小さじ½

ゆでる

1 小鍋に水1½カップ（分量外）を入れて強火にかけ、沸騰したら、塩少々（分量外）、もやしを入れて1分ほどゆでる。ざるに上げて水けをきり、冷ます。

調味する

2 ボウルに1を入れる。ザーサイ、ごま油を加えてあえ、器に盛る。

PART4

健康的にやせるために知っておきたい、基礎知識

ダイエットQ&A

ダイエットとは、単に「やせる」ということではなく、
正しい食生活を身につけて、一生ものの健康を手に入れることが最大の目的です。
ここでは、毎日イキイキと生活ができ、楽しく続けられるダイエットをするためのノウハウを紹介します。

 そもそもダイエットって何kgやせたらいいの？

 まずは、あなたの肥満度をチェックしてみましょう。

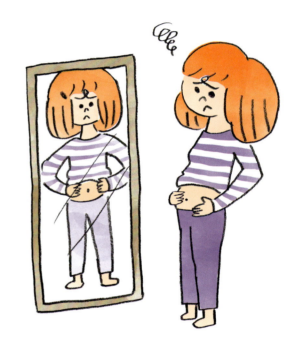

　肥満測定法の中で最もポピュラーなBMI（体格指数）という指標で、目標体重を設定してみましょう。BMIでの標準体重の範囲は、18.5～25未満。最も理想的な数値は22です。たとえば、身長160cmの人なら、1.6×1.6×22＝約56.3kgが理想的な標準体重というわけ。
　また、体を構成する成分の体脂肪の量からも肥満度がチェックできます。これらの数値のほか、自分自身の体調がよく、キビキビと快適に毎日が過ごせることも、大事なポイント。無理をせず、長い目でダイエット生活を始めましょう。

BMIの肥満判定

BMI＝体重（kg）÷身長（m）÷身長（m）

例／身長1.6m、体重55kgの人の場合のBMIは 55÷1.6÷1.6＝21.5

18.5未満	低体重	食べなさ過ぎの傾向。栄養バランスに注意しながら、食生活の見直しを。
18.5～25未満	普通	エネルギーの収支バランスは適正範囲。栄養バランスをキープしながら、現状を維持して。
25以上	肥満	エネルギーの摂取量が多く、運動不足の傾向。食べている素材、量をチェックして適度な運動を心がけて。

体脂肪率による肥満の目安

	軽度肥満	中等度肥満	重度肥満
男性	20%以上	25%以上	30%以上
女性（15歳以上）	30%以上	35%以上	40%以上

Q ダイエットをするのに、何から始めたらいいかしら？

A 朝、晩の体重をはかり、食事記録をつけましょう。

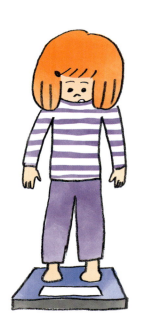

● 体重計には朝と夜の2回のってはかって。

　朝と夜に体重計にのり、それぞれの体重、体脂肪をはかることを習慣づけましょう。朝は起床後のトイレのあと、夜はトイレをすませた就寝前に。毎日、同じタイミングではかることが大切です。はかった体重の数値は、食事記録（下記参照）に書き込んでおきます。毎日体重をはかっていれば軌道修正しやすいもの。「気づかないでいつの間にか2kg太っていた」ということも回避できます。

　夜の体重は、朝よりも500g〜1kg多いのが適正です。1kg以上多い場合は、食べ過ぎの傾向があるので注意しましょう。

● 食事記録をつければ、「やせない原因」が見えてきます。

　朝、昼、夜の食事メニューと食べた場所などを書いておきます。飲みものや、間食、運動、睡眠時間、排便のあるなしなども忘れずにチェックしておきましょう。

　こうすると「食事時間がまちまちだな」とか「揚げものや甘いものが多いな」など、自分自身を客観視することができ、生活を見直すヒントが得られます。

［食事記録の例］

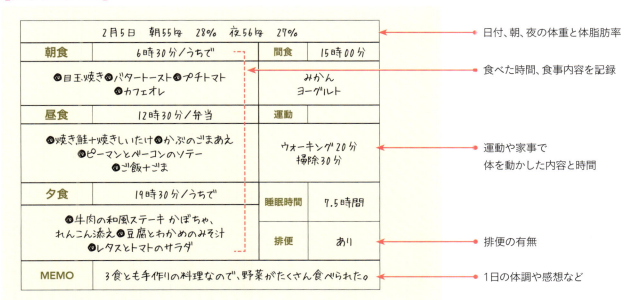

「朝食をとることが大事」と聞きますが、朝はボーッとして頭も体も動きません。

 生活習慣を今一度、チェック。生活にリズムをつけて食事をとること。

● 体内時計を活発に働かせる。

ダイエットというと食べる内容や量などを気にしがちですが、実は毎日の生活習慣の見直しこそが最も大事なポイントです。

早寝、早起きを心がけ、生活にリズムをつけて体内時計を正常に働かせること。そうすると、自律神経が整って代謝が上がり、結果、やせやすい体質へとつながっていきます。

起床をしたら、まず最初に朝日を浴び、そして朝食をとること。この二つの行動で脳と内臓に備わった体内時計が動き始め、正常なリズムを刻むのです。

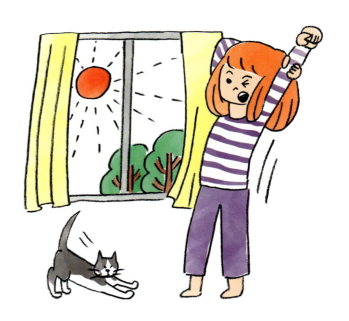

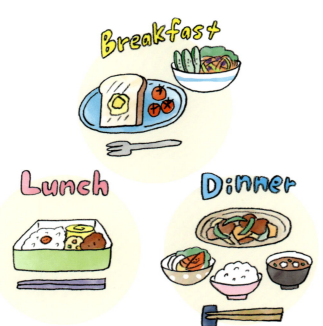

● 1日3食とってきれいになる。

1日の食べたものの総摂取量を減らすために、朝食をとらなかったり、1日2食にするのは大きな間違い。朝食をとらないと昼食までの時間が長くなり、どか食いの原因になってしまいます。また、食事の時間があき過ぎると、体は飢餓状態を感じ、次に食べたものを体脂肪としてため込もうとして肥満の原因にもなりかねません。

食事は、朝、昼、夜の3回、毎日ほぼ同じ時刻にとるのが、理想的。さらに、朝食は朝8時、夕食は遅くとも21時までにとるのがベストです。今までダイエットが続かなかった人や、効果がなかった人は、今一度生活を見直してみましょう。

● 夜遅い食事には、要注意。

　私たちの体には、体内時計をつかさどるBMAL1（ビーマルワン）というたんぱく質が備わっています。このBMAL1が増えると脂肪をため込みやすく、少ないときは脂肪をため込みにくいことの研究が発表されました。BMAL1の量が急増するのが午後10時から午前2時まで。夜遅い食事は、脂肪をため込みやすく、翌日の食欲不振にもつながるので、とらないのが賢明です。

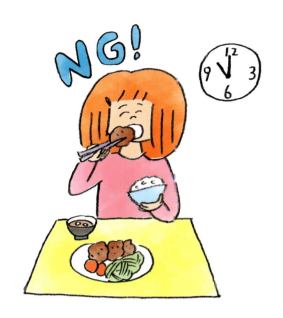

● 夜は、副交感神経の働きを優位に。

　夜は、ゆったりとリラックスし、副交感神経の働きを優位にすることが大事。興奮状態になると、交感神経が活発になり、なかなか寝つけなくなってしまいます。

　入浴はシャワーでなく、40℃前後のぬるめの湯にゆったりとつかるのがおすすめ。毛細血管が広がり、血行がアップして1日の疲れを取ってくれます。

　夜遅くまで、テレビやパソコンなどを見つづけたりすると、交感神経が刺激されて興奮状態になってしまうので気をつけましょう。

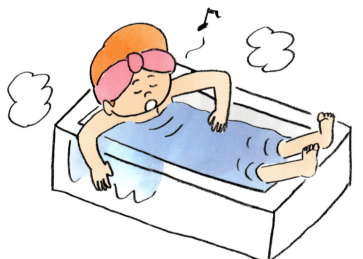

● 睡眠不足は、肥満のもと。

　睡眠不足になると、グレリンという空腹を刺激するホルモンの分泌が増え、それが過食の原因になると言われています。しかも、このグレリンが多いと、高脂肪食、高カロリー食を欲する傾向にあるとか。きちんと寝ないと過食になったり、朝食時に食欲不振の原因にもなりかねません。

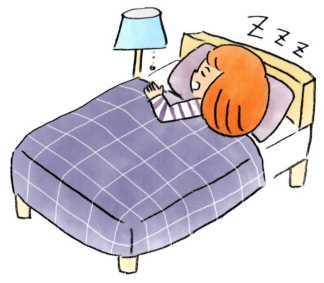

肉や魚を選ぶときのポイントは？

 脂肪の少ないものをチョイスすると、低カロリー。

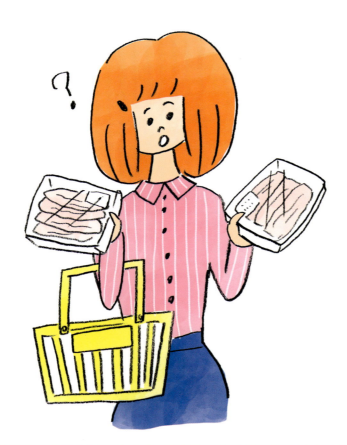

　肉や魚は、使う部位や種類によって何を選ぶかで大きく差が出てきます。特に、肉の脂肪のとり過ぎは、血中悪玉コレステロールが上昇する原因にも。脂肪が多いと、その分、素材に含まれるたんぱく質量も減ってしまいます。脂肪の少ない赤身肉をチョイスすることが大切です。

　中でも、特に気をつけたいのがひき肉。売られている店によって、加工時に脂肪の多い部位を使うか、少ない部位を使うかによってカロリーはかなり違ってきます。なるべく赤身が多いものを選ぶことが大事です。もしくは、脂肪の少ない赤身の部分をお店の人にひいてもらったり、フードプロセッサーで自家製ひき肉にしたりすれば安心。

　とはいえ、赤身肉にばかりにこだわり過ぎるあまり、ダイエットそのものが味けないものになってしまうのも困りもの。ときどきは、肉の脂肪のうまみを生かした、野菜たっぷりのヘルシーな料理を楽しむ、心の余裕があってもいいでしょう。

　魚で低カロリーなのは、白身の魚です。右ページの写真以外にも、貝類やたこ、えびなどもおすすめ。脂肪の多いぶりなどを食べるときは、油を控えた調理にしたり、サブおかずを低カロリーにして1食のトータルのカロリー内におさまるように調整しましょう。

肉の脂肪をカットしてカロリーダウン！

肉の脂肪と赤身がしっかり分かれているときは、調理の前に脂肪を取り除いて。
しゃぶしゃぶ肉は調理の前に取り除きにくいので、ゆでたあとのほうが簡単です。

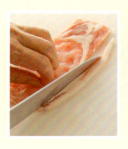

豚ロース肉は切り落とす
脂肪が取り除きやすい部位は、調理の前に取り除いて。100gの肉なら、130kcalほどカロリーダウンできます。

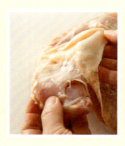

鶏肉の皮を取り除く
鶏もも肉は、脂肪ののった皮の部分が高カロリー。1枚（250g）の皮を取り除けば250kcalほどダウンできます。

低カロリーで安心！		高カロリーなので注意！
豚もも肉（赤身） 70g 104kcal	豚肉なら	豚バラ肉 70g 270kcal
牛もも肉 70g 127kcal	牛肉なら	牛バラ肉 70g 318kcal
豚ひき肉（赤身） 70g 128kcal	ひき肉なら	豚ひき肉 70g 155kcal
めばちまぐろ（赤身） 100g 108kcal	まぐろなら	みなみまぐろ（とろ） 100g 352kcal
たら 100g 77kcal	魚なら	ぶり 100g 257kcal

似ているようで違う、こんなもののカロリー

毎日の食生活で何げなく食べている、いろいろな加工食品。
同じ量をとっても、チョイスの仕方によっては、かなりカロリーダウンができます。

ツナ 小1缶（70g当たり）		牛乳、豆乳 1カップ当たり		チーズ 20g当たり	
水煮	53kcal	低脂肪牛乳	97kcal	カッテージチーズ	21kcal
油漬け	206kcal	普通牛乳	141kcal	プロセスチーズ	68kcal
		豆乳（無調整タイプ）	97kcal	ピザ用チーズ	75kcal
		豆乳（調整タイプ）	134kcal		

素材の量をいちいちはかるのが、面倒。目分量で作ってはダメ?

 絶対にダメ。分量を守って料理を作るのが、ダイエットの基本です。

肉の部位でもカロリーに違いがあるように(p141参照)、目分量では正確な分量と摂取カロリーを把握することができません。特に、カロリーや塩分に違いのある、肉、魚介類、ご飯やパン、いも類、調味料などは、きちんと計量することが大事です。1週間ほど続ければはかることにも慣れ、以前より手早くスムーズに料理が作れるようになります。

計量カップ&スプーン、はかりはマストアイテム

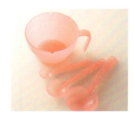

計量カップ&スプーン
計量カップ(200ml)、大さじ1(15ml)、小さじ1(5ml)は最低限必要です。できれば小さじ1/6(自然塩なら1g)がはかれるスプーンがあると便利。

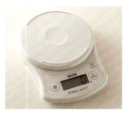

はかり
1g単位で正確な数字がはかれる、デジタル式のものがおすすめ。

調味料のはかり方

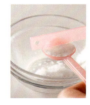

砂糖や塩はすりきりで
計量スプーンに山盛りに入れ、すりきり棒やナイフで平らにする。押しつけたりしないように。

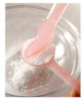

1/2のとき
すりきりではかったあと、すりきり棒やナイフの先を横一文字に入れる。向こう側半分を落とす。

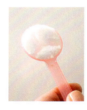

1/3、2/3のとき
写真のように3等分に筋をつける。1/3量を落とせば2/3、2/3量を落とせば1/3。

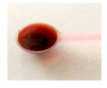

液体調味料の小さじ1、大さじ1
あふれないように、表面張力でこんもりとするように入れる。

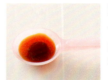

液体調味料の小さじ1/2、大さじ1/2
下から2/3ほどの高さまで入れる。スプーンは球のような形で、底に近いほど面積が少ないのでこれくらい入れる。

知っておきたい調味料のカロリーと塩分

食品名	分量	カロリー	塩分
油	小さじ1	37kcal	0g
バター	小さじ1	30kcal	0.1g
塩(自然塩)	小さじ1	0kcal	4.8g
砂糖	小さじ1	12kcal	0g

食品名	分量	カロリー	塩分
しょうゆ	小さじ1	4kcal	0.9g
みりん	小さじ1	14kcal	0g
みそ	小さじ1	12kcal	0.7g
マヨネーズ	小さじ1	27kcal	0.1g

食品名	分量	カロリー	塩分
トマトケチャップ	小さじ1	6kcal	0.2g
ウスターソース	小さじ1	7kcal	0.5g
めんつゆ(3倍濃縮タイプ)	小さじ1	6kcal	0.5g
ポン酢しょうゆ	小さじ1	4kcal	0.5g

Q 濃い味つけが、ダイエットによくないって本当?

A 本当です。むくみ、過食の原因になるので気をつけましょう。

料理の味つけが濃い＝塩分のとり過ぎ。その結果、水分をとり過ぎ、体内の水分調整がスムーズに行なわれず、体内に水分をため込んでしまいます。これが、むくみ、冷え性、血流を悪くする原因です。高血圧などの生活習慣予防のためにも、塩分のとり過ぎにはくれぐれも注意しましょう。

1日にとる塩分は、「日本人の食事摂取基準」(2015年版)では男性8g、女性7g未満が目標です。汁ものは塩分が高くなりがちなので、1日の中で食べるのは1回だけにすること。
また、料理の味つけが濃いと、ついついご飯が進んでしまいがち。過食の予防のためにも、薄味を心がけましょう。

塩分カットワザ①

手作りのだし汁のうまみをきかせる

天然のだし汁のうまみは、味覚を刺激して満足感が続きます。昆布のグルタミン酸＋削り節のイノシン酸のダブルのうまみをきかせれば、相乗効果で料理が薄味でも物足りなさを感じません。味つけが濃くなりがちな汁ものには、かならず使って。電子レンジで作るから簡単です。

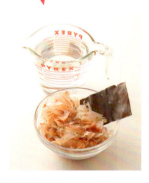

材料(作りやすい分量)
昆布5g　削り節10g　水2 1/2カップ

作り方
1 耐熱ボウルに洗った昆布、水を入れて10分ほどおく。
2 1に削り節を加えて混ぜ、電子レンジで4分30秒ほど加熱する。アクを取り除き、3分ほどおいてざるでこす。

保存 よく冷まし、密閉容器に入れる。冷蔵庫で2日、冷凍庫で3週間ほど日もちする。

塩分カットワザ②

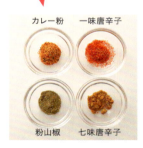

スパイスで減塩

七味唐辛子やカレー粉などの辛みや香りを料理にプラスするのも、減塩に効果的。調理中や仕上げにふって、味にアクセントをつけましょう。こしょうもおすすめ。

塩分カットワザ③

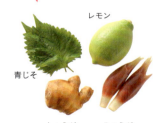

香味野菜などで香りをプラス

これらの野菜やフルーツもおすすめ。切って薬味として添えたり、レモンやしょうがに絞り汁を使って酸味や辛みをプラス。

加工品に含まれる塩分にも気をつけて

肉の加工品や練りものにも、塩分が含まれているので注意。それぞれの塩分は、ちりめんじゃこ大さじ2(約10g)で0.7g、さつま揚げ1枚(60g)で1.1g、ロースハム2枚(30g)で0.8g。ウィンナソーセージ2本(40g)で0.8g。

ナトリウム量から塩分を算出するには

ハムやソーセージなどの食品のパッケージに表示されているナトリウムの量から、塩分を算出することができます。

ナトリウム量(mg)×2.54÷1000＝塩分(g)

たとえばナトリウム量500mgの場合、
500×2.54÷1000＝1.27　塩分は約1.3gです。

Q 1日に必要な野菜ってどのくらいですか？

A 1日に350gが目安です。

　1日に必要な野菜の量は350g。そのうち、緑黄色野菜を約120g。残りを淡色野菜でとりましょう。

　野菜は、ダイエットにいちばん欠かせない食材です。健康的な体を作るために必要な、ビタミン、ミネラル、食物繊維などを豊富に含み、低カロリーながら量感やかみごたえがあるので、満足感もアップします。

　野菜は、サラダなどの生、炒めものや煮ものなどの加熱野菜の両方をとるようにしましょう。前者は、加熱すると破壊されやすいビタミンC、水溶性のビタミンB群の一種・葉酸などをとることができます。また、後者は加熱することで、たっぷりの量の野菜をとることができます。

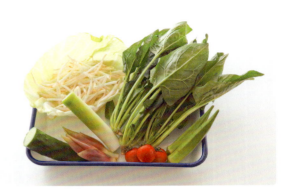

TOTAL 350g

緑黄色野菜
ほうれん草小1/3束（70g）
オクラ2本（20g）
プチトマト3個（30g）

淡色野菜
キャベツ1枚（50g）
長ねぎ1/3本（30g）
きゅうり1/2本（50g）
みょうが2個（30g）
もやし1/3袋（70g）

野菜以外に、こんな食材もかならずとって

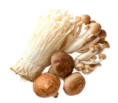 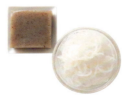 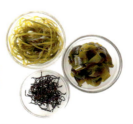 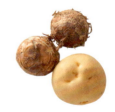

合わせて100g ／ **100g**

きのこ
きのこは、どれも低カロリー。たとえば、しめじなら100gでたったの18kcal。食物繊維、カリウムなどのミネラルが豊富です。料理のかさを増やしたり、うまみアップの効果があります。

こんにゃく類
便秘の改善や、腸の働きを活発にする働きがあり、ダイエットには欠かせない食材。こんにゃくに含まれる「グルコマンナン」は消化されずに腸まで届き、老廃物を排出する効果があります。

海藻
海藻に含まれる水溶性の食物繊維には、コレステロールや血圧の上昇を抑えるなどの働きがあります。また、ヨードを含んでいるので、新陳代謝をアップする効果もあります。

いも類
いも類に含まれるビタミンCは、加熱しても破壊されないのが特徴。胃腸の粘膜を回復するのに効果があります。また、塩分排出の働きがあるカリウムが豊富。ボリュームがあり、満足感も得られるので適量をとることを心がけましょう。

ご飯が大好き。つい食べ過ぎてしまいます。

 茶碗の選び方に気をつけ、マンネリにならない工夫をしましょう。

盛りつける茶碗は小さめをチョイス。

同じ量のご飯でも小さな茶碗に盛れば、ボリュームたっぷりに見えて、見た目の満足感を得ることができます。

また、茶碗自体に重量感があると手に重さを感じ、実際の量よりも多く感じられる利点もあります。ご飯を食べるときは、ゆっくりとよくかんで味わいながらいただきましょう。

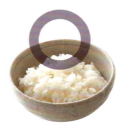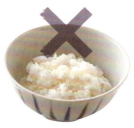

120gのご飯を盛りつけたら、茶碗のサイズでこんなに違います。

ビタミン、ミネラルがとれるご飯を取り入れて変化をつけて。

ふつうの白いご飯でも、もちろんOKですが、ビタミンやミネラルがとれるご飯を食卓に登場させて、変化を楽しみましょう。ボリューム、食べごたえもアップします。

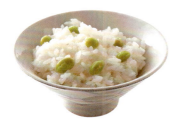 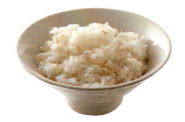 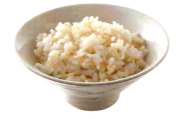

かみごたえが加わって、食べるスピードもゆっくりに。

枝豆入りご飯
1人分 229kcal　塩分0g

材料（1人分）と作り方
温かいご飯にゆでた枝豆20gを混ぜ、茶碗に盛る。

水溶性の食物繊維が豊富。美肌作りにも。

麦ご飯
1人分(120g分) 193kcal　塩分0g

材料（作りやすい分量）と作り方
米2合（360ml）を洗って炊飯器に入れ、2合の目盛りまで水を注ぐ。大麦45g、水90mlを加えて30分ほどつけ、ふつうに炊く。

消化がよく、ビタミンB群が豊富なので疲労回復の働きも。

発芽玄米ご飯
1人分(120g分) 193kcal　塩分0g

材料（作りやすい分量）と作り方
米2合（360ml）を洗い、発芽玄米1合（180ml）と炊飯器に入れて混ぜ、3合の目盛りまで水を注ぎ、さらに水大さじ3を加える。30分ほどつけ、ふつうに炊く。

保存するときは　ご飯が温かいうちに1人分（120g）ずつラップで包む。よく冷ましてからジッパーつきの袋に入れ、冷凍庫で保存する。日もちは3週間を目安に。食べるときは、1個につき電子レンジで2分ほど加熱する。

Q 夕食が遅くなってしまうときは、どうしたらいいの？

A 夕方に主食を食べ、家に帰ったら野菜たっぷりのヘルシーメニューを。

時間栄養学の観点からは、夕食は遅くとも21時までにとるのがベストですが、難しいときは空腹時間が短くなるように「分食」をするのがおすすめです。

夕方

POINT
- 主食＝炭水化物＋たんぱく質を食べて腹もちをよく。
- おにぎりやサンドイッチをチョイス。

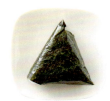
鮭おにぎり1個
173kcal　塩分0.8g

どちらかをチョイス or

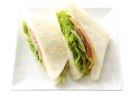
ハム＋チーズ入りサンドイッチ
277kcal　塩分1.3g

帰宅したら

POINT
- 野菜中心の消化のよいメニューを食べる。
- 油分、塩分を控えたものをチョイス。

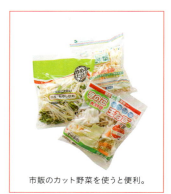
市販のカット野菜を使うと便利。

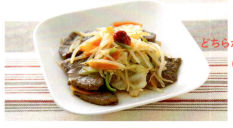

野菜たっぷりで油もちょっぴり。
梅肉をからめながらいただきます。
牛肉と野菜の炒めもの
1人分205kcal　塩分1.5g

材料（1人分）
牛もも肉（焼き肉用）…60g
ミックス野菜（炒めもの用）…150g
梅肉…小さじ⅓

● 下味［塩…ごく少々（0.4g）、こしょう…少々、片栗粉…小さじ⅓］、オリーブ油…大さじ½、調味用［オイスターソース、酒…各小さじ1］

1　牛肉に下味の材料をからめる。

2　フライパンにオリーブ油を中火で熱し、1を入れて両面を焼く。ミックス野菜を加えて炒め合わせ、全体に油が回ったら、調味用の材料を加えて、さっと炒める。

3　器に盛り、梅肉を添えてからめながら食べる。

どちらかをチョイス or

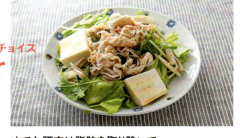

ゆでた豚肉は脂肪を取り除いて、
カロリーカット。
豚しゃぶと豆腐のサラダ
1人分206kcal　塩分1.6g

材料（1人分）
豚ロース薄切り肉
　（しゃぶしゃぶ用）…60g
木綿豆腐…⅓丁（100g）
水菜…小2株（60g）
レタス…1枚（30g）
みょうが…1個（15g）

● ドレッシング［ポン酢しょうゆ…大さじ1、オリーブ油…大さじ½、こしょう…少々］

1　小鍋に水1½カップ（分量外）を強火にかけ、沸騰したら、酒大さじ½、塩小さじ½（各分量外）、豚肉を入れてゆでる。取り出して粗熱を取り、脂肪を取り除く。

2　豆腐は縦半分に切ってから1cm幅に切る。水菜は4cm幅に切る。レタスは一口大にちぎる。みょうがは縦半分に切ってから、薄い斜め切りにする。

3　器に1、2を盛り、ドレッシングの材料を混ぜてかける。

やせやすい料理の食べ方の順番ってあるの？

 サブおかず→メインおかず→ご飯の順です。

　空腹時は、血糖値が低い状態になっています。そこへご飯や麺、パンなどの炭水化物を食べると、血糖値が急上昇します。また、食事と食事の間の時間があき過ぎると、どか食いや早食いのもとになり、脂肪をため込む原因にも。血糖値を上げにくい、食事のとり方をマスターすることが大切です。

1 まずは、お茶や水を飲む

食事の前にお茶や水を飲むと空腹感がおさまり、ガツガツ食べたい欲望にもブレーキをかけてくれます。どか食い、早食い防止の効果も。ウーロン茶や水など、0kcalのものが安心です。体を冷やさないように、常温やホットでいただきましょう。

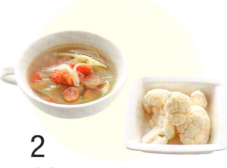

2 食事をとるのは、サブおかずの野菜から

野菜に含まれる食物繊維は、血糖値の上昇を抑える働きがあります。かみごたえがあり、満足感を得ることもできます。食物繊維の多い、きのこや海藻、こんにゃく類でもOK。

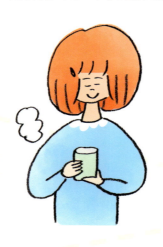

3 次にメインおかず、ご飯を食べる

野菜→肉や魚→ご飯の順に食べるのが理想的ですが、最初に野菜のおかずばかりを食べるとほかの料理が冷めてしまうし、ちょっと味けないものになってしまいます。野菜のおかずを全体の半分ほど食べたら、あとは神経質にならずに、好みの順番でいただきましょう。

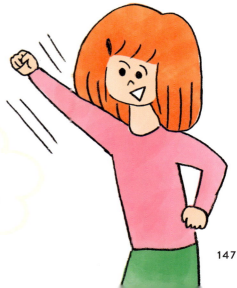

ストレスをためずに、楽しく、おいしく食べること。ゆったりとした気分で、よくかんでいただきましょう。

「ラーメンはダイエットの大敵」と言われますが、どうしてもやめられません。

 自分で作ってカロリーを抑えながら、栄養バランスをアップすればOK。

外食のラーメンは、しょうゆラーメンは474kcal、とんコツラーメンは699kcalといずれも高カロリー。しかも塩分が7gほどもあり、ダイエットには残念ながら不向きです。

食べるなら、市販のラーメンを自分で作るのがおすすめ。ラーメンだけだと328kcal、塩分5.5gでまずまずのカロリーですが、塩分が高め。汁を飲まないようにすれば、30kcal、塩分2gほどダウンできます。

そしてたんぱく質やビタミン、ミネラルなどがとれるように、肉や卵と野菜をプラスすれば、栄養バランスのよい一品に仕上がります。

 たとえば

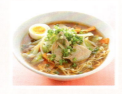

肉野菜炒めのせラーメン
1人分 562kcal　塩分3.5g

材料(1人分)
- 生ラーメン(市販品・しょうゆ味)…1袋
- 豚ロース薄切り肉…50g
- ゆで卵…½個分
- にんじん(短冊切り)…小⅕本(20g)
- キャベツ(ざく切り)…1枚(50g)
- もやし…⅕袋(40g)
- 万能ねぎ(小口切り)…1本
- ●下味[塩…ごく少々(0.5g)、酒…小さじ1]、サラダ油、酒…各大さじ½

1 豚肉は脂肪を取り除いて50g用意する。一口大に切り、下味の材料をからめておく。

2 フライパンにサラダ油を中火で熱し、1を入れて炒める。肉の色が変わったら、にんじん、キャベツ、もやしを加えて炒め合わせる。全体に油が回ったら酒をふり、火を止めておく。

3 袋の表示どおりにラーメンを作って器に盛り、2をのせる。ゆで卵を添え、万能ねぎをふる。

 正月太りをしてしまいました。何から始めたらいいかしら？

 焦って体重を落とさないこと。ゆっくりとペースを戻しましょう。

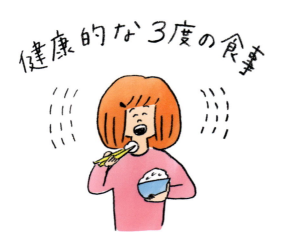

ダラダラと食べ続けていたり、夜更かししたり、寝坊したりという不規則な生活を送ると、体重はあきらかに増加し、脂肪を蓄積してしまいます。

すぐに体重を落としたいといって、極端に食事をとらなかったりするとリバウンドや体に悪影響を及ぼす原因になりかねません。

健康的な3度の食事をとりながら、新陳代謝をアップする体作りをして、年末年始に増加した体重を1～2カ月以内に落とすようにするのがおすすめです。

まずは、体内時計を整えて生活にリズムをつけること(p138～139参照)。自分を甘やかさないように、強い気持ちを持つことも大切です。そしてこの本の1日1400kcal以下の食事を実践してください。個人差はありますが、2カ月で3kgほどの減量ができるはずです。

運動が苦手な私でも、できるものはありますか？

 ハードなものばかりが、運動ではありません。
できるものからトライしてみましょう。

体を動かし、たんぱく質素材をとる。

「運動」というと、プールで泳いだり、筋力トレーニングをしたりなどをイメージしがちですが、そんなハードなことをしなくても大丈夫です。

毎日の生活でこまめに体を動かし、筋肉量を増やして新陳代謝をアップさせること。筋肉にはエネルギーを消費する働きがあり、減少すると代謝がダウンしてしまいます。そのためには、肉や魚介、大豆製品などのたんぱく質素材をきちんととることも大切です。

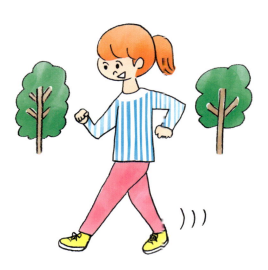

ウォーキングなら1週間で5〜6万歩を目指して。

ダイエットや健康のためにも、1日に何回かに分けてもいいので、20分以上、8000〜1万歩を心がけ、1週間の合計が5〜6万歩のウォーキングを目標にしましょう。苦しくない程度のペースでキビキビと歩いて。途中、ストレッチをしたり、水分補給をとったりすることも大事です。

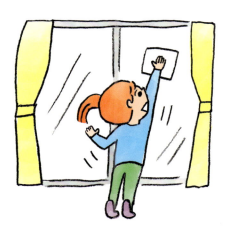

毎日の家事でダイエット。

毎日行なう炊事や買い物、掃除機かけなども積極的に行なえば、ダイエット効果が期待できます。つま先立ちで料理を作ったり、いつもより遠いお店で買い物をしたり、背のびをしながら手をのばして窓をふいたり。

電車で通勤や通学をしている人は、ひとつ手前の駅で降りて歩いたり、エレベーターやエスカレーターを使わずに階段を使ったりするのもおすすめです。無理をせず、日々楽しく続けられるものを行いましょう。

運動や家事による消費カロリー (体重50kg、30分行なった場合)
資料／身体活動のメッツ*（国立健康・栄養研究所）

炊事	66kcal	自転車こぎ（通勤通学）	105kcal
掃除機かけ	87kcal	モップがけ	92kcal
仕事（デスクワーク）	39kcal	風呂掃除	92kcal
普通歩行（通勤通学）	105kcal	窓ふき	84kcal
早歩き（運動目的）	113kcal	床みがき	118kcal

＊身体活動の強さを安静時の何倍に相当するかを表す数値。

おやつがなかなかやめられません。

1日1回、午後3時までにとれば、大丈夫。

　大好きなおやつをがまんしてイライラするよりも、ルールに従っておいしく食べるほうが、心身ともに健康でいられます。

　おやつは、1日1回、80〜100kcal以下のものを新陳代謝が活発な午後3時までにとるようにしましょう。栄養価のある、手作りのもののほか、フルーツやナッツが理想的です（p60〜63参照）。

　お菓子を買うときは、パッケージに表示されたカロリーをチェック。袋に手をつっ込んで食べていると、ついぺろりと食べてしまいます。食べる前に適量を皿に取り出し、その分だけを食べましょう。

　一般的には、生クリームやバターを使った洋菓子よりも、脂質が少ない和菓子のほうが低カロリーです。たとえば、ショートケーキ378kcalに対し、しょうゆ味の串だんごは1本118kcal、水ようかんは1切れ111kcalです。

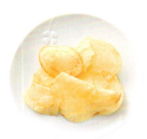

ポテトチップスなら 10gを皿に盛って。
55kcal、塩分0.1g

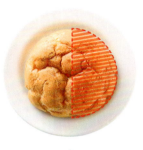

シュークリームなら 40g食べてOK。
98kcal、塩分0.1g

お酒はどのくらいが適量ですか？

ビールなら、中瓶1本が目安。

　お酒もおやつと同様、上手につき合うことが大切。お酒は、ビールなら中瓶1本、ワインならグラス2杯まで、日本酒なら1合までが適量です。

　お酒の飲み過ぎは肝臓にダメージを与え、脂質や糖質をため込んでしまい、肥満や生活習慣病の原因になります。週に2日ほどは、お酒を飲まない休肝日を設けるようにしましょう。

　また、アルコール度数が高いものほど高カロリーです。アルコール度数の高いウイスキーや焼酎は、ほぼ0kcalの水や無糖の炭酸水、お茶などで割って飲むのがおすすめ。焼酎をカロリーの高いジュースなどで割るのは避けたいものです。

　お酒に欠かせないおつまみにも気をつけて。脂質の多い揚げものは避け、野菜や豆腐などを食べてビタミン、ミネラル、良質のたんぱく質をとることを心がけましょう。

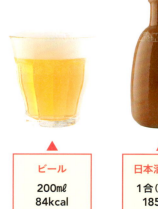
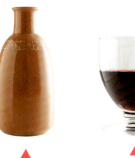
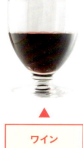

ビール 200mℓ 84kcal

日本酒（純米） 1合（180mℓ） 185kcal

ワイン 80mℓ 58kcal

食品のカロリー・塩分

日常的によく食べる食品の数値を記しています。商品のパッケージに表示されている場合は、その数値を参考に。

食品	カロリー(kcal)	塩分(g)
ご飯		
ご飯　小盛り　120g	202	0
ご飯　普通盛り　150g	252	0
ご飯　大盛り　200g	336	0
おにぎり　70g	118	0.7
おにぎり　100g	168	1.0
五目ご飯 普通盛り1杯(150g)	258	1.3
赤飯(ごまなし) 普通盛り1杯(150g)	284	0
もち		
切りもち　1個(50g)	118	0
切りもち　小1個(45g)	106	0
丸もち　1個(43g)	101	0
丸もち　小1個(10g)	24	0
かきもち・ごま入り 1個(40g)	98	0
食事パン		
食パン4枚切り　1枚(90g)	238	1.2
食パン6枚切り　1枚(60g)	158	0.8
食パン8枚切り　1枚(45g)	119	0.6

食品	カロリー(kcal)	塩分(g)
食パン12枚切り 1枚(30g)	79	0.4
イングリッシュマフィン 1個(65g)	148	0.8
フランスパン 6cm幅1切れ(50g)	140	0.8
クロワッサン　1個(30g)	134	0.4
ロールパン　1個(30g)	95	0.4
総菜パン		
カレーパン　1個(120g)	335	1.5
ハンバーガー 1個(100g)	236	1.9
焼きそばロール 1個(111g)	270	1.6
サンドイッチ・卵 1パック(128g)	369	1.3
サンドイッチ・ツナ 1パック(91g)	272	1.1
サンドイッチ・野菜 1パック(94g)	240	1.3
菓子パン・その他		
あんパン　1個(80g)	224	0.6
あんドーナツ　1個(75g)	271	0.2
クリームパン　1個(110g)	336	1.0

食品	カロリー(kcal)	塩分(g)
ジャムパン　1個(80g)	238	0.6
チョココロネ 1個(75g)	231	0.4
デニッシュペストリー 1個(75g)	297	0.9
メロンパン　1個(115g)	415	0.7
あんまん　1個(120g)	337	0
肉まん　1個(80g)	201	0.7
シリアル		
コーンフレークス　40g	152	0.8
オールブラン　40g	133	0.7
玄米フレーク　40g	150	1.0
チョコフレーク　40g	151	0.6
麺		
うどん・ゆで　240g	252	0.7
そば・ゆで　300g	396	0
そうめん・ゆで　200g	254	0.4
中華めん・ゆで　200g	298	0.4
スパゲッティ・ゆで　240g*	358	1.0

＊1.5%の食塩水でゆでた場合。乾麺で96g(ゆでると乾麺の2.5倍)。

食品のカロリー・塩分

洋菓子

食品	カロリー(kcal)	塩分(g)
アップルパイ 1個(185g)	562	1.2
クレームブリュレ 1個(65g)	237	0
シフォンケーキ 1個(100g)	216	0.3
ホットケーキ 1枚(50g)	131	0.3
ショートケーキ 1個(110g)	378	0.2
チョコレートケーキ 1個(85g)	322	0.1
ミルフィーユ 1個(135g)	306	0.3
モンブラン 1個(90g)	286	0.1
焼きチーズケーキ 1個(105g)	418	0.5

和菓子

食品	カロリー(kcal)	塩分(g)
おはぎ 1個(100g)	230	0.1
柏もち 1個(65g)	134	0.1
カステラ 1切れ(50g)	160	0.1
串だんご・あん 1本(65g)	131	0
串だんご・しょうゆ 1本(60g)	118	0.4
どら焼き 1個(90g)	256	0.3
豆大福 1個(100g)	262	0.4
水ようかん 1切れ(65g)	111	0.1
もなか 1個(60g)	171	0

菓子

食品	カロリー(kcal)	塩分(g)
クリームサンドクラッカー 1枚(8g)	42	0.1
ソフトビスケット 1枚(8g)	42	0
ハードビスケット 1枚(7g)	30	0.1
アーモンドチョコレート 1個(4g)	23	0
チョコフレーク 30g	150	0.2
チョコレートプレッツェル 10本(22g)	110	0.1
ビターチョコレート ⅙枚(10g)	56	0
ミルクチョコレート ⅙枚(10g)	56	0
キャラメル 1個(5g)	22	0
マシュマロ 5個(18g)	59	0
プリン 小1個(75g)	95	0.1
コーヒーゼリー 1個(100g)	45	0
アイスクリーム・高脂肪 75ml(40g)	85	0.1
ラクトアイス・普通脂肪 75ml(40g)	90	0.1
ポテトチップス うすしお味 1袋(60g)	337	0.6
クラッカー・ソーダ 6枚(20g)	85	0.4
プリッツ サラダ 1袋(34.5g)	175	0.7
揚げせんべい 1個(6g)	28	0.1
柿の種ピーナッツ入り 30g	141	0.4
かた焼きせんべい・ごま 1枚(17g)	69	0.3
かた焼きせんべい・ざらめ 1枚(25g)	94	0.4
かた焼きせんべい・しょうゆ 1枚(23g)	88	0.5
サラダせんべい(薄焼きせんべい) 5枚(9g)	39	0.2
豆いりかきもち 1枚(11g)	55	0.1

乳製品

食品	カロリー(kcal)	塩分(g)
普通牛乳 200ml(210g)	141	0.2
濃厚乳 200ml(210g)	153	0.2
低脂肪乳 200ml(210g)	97	0.3
ヨーグルト・加糖 1パック分(95g)	64	0.2
ヨーグルト・無糖 100g	62	0.1
飲むヨーグルト 200ml(210g)	137	0.2
クリーム・乳脂肪45% ¼パック(50g)	217	0
クリーム・乳脂肪・42.1% 植物性脂肪 ¼パック(50g)	205	0.2
カッテージチーズ 50g	53	0.5
カマンベールチーズ 25g	78	0.5
クリームチーズ 25g	87	0.2

食品	カロリー(kcal)	塩分(g)
パルメザンチーズ 25g	118	1.0
パルメザンチーズ・粉 大さじ1(6g)	29	0.2
ブルーチーズ 25g	87	1.0
モッツァレラチーズ 25g	82	0.3
ナチュラルチーズ・クッキング用 30g	112	0.5
プロセスチーズ 25g	85	0.7
スライスチーズ 1枚(18g)	61	0.5
卵・大豆製品		
鶏卵 1個（殻つき59g、正味50g）	76	0.2
鶏卵 小1個（殻つき53g、正味45g）	68	0.2
うずらの卵 1個（殻つき12g、正味10g）	18	0
温泉卵 1個(50g)	82	0.1
木綿豆腐 ⅓丁(100g)	72	0
絹ごし豆腐 ⅓丁(100g)	56	0
油揚げ 1枚(30g)	116	0
厚揚げ ¼丁(50g)	75	0
納豆 1パック(40g)	80	0

食品	カロリー(kcal)	塩分(g)
嗜好飲料		
コーラ 200ml(210g)	97	0
コーラ・ゼロ 200ml(210g)	0	0
サイダー 200ml(210g)	86	0
ジンジャーエール 200ml(210g)	70	0
オレンジ30%果汁入り清涼飲料 200ml(210g)	86	0
グレープフルーツストレートジュース 200ml(210g)	84	0
トマトジュース（食塩無添加）200ml(210g)	36	0
野菜ジュース（食塩無添加）200ml(210g)	31	0
コーヒー・ブラック 150ml(150g)	6	0
紅茶・ストレート（無糖）150ml(150g)	2	0

食品	カロリー(kcal)	塩分(g)
アルコール		
ビール・淡色 350ml(353g)	141	0
ビール・黒 350ml(354g)	162	0
発泡酒 350ml(353g)	159	0
赤ワイン・グラス 100ml(100g)	73	0
白ワイン・グラス 100ml(100g)	73	0
ロゼワイン グラス 100ml(100g)	77	0
ウイスキー・シングル 30ml(28g)	66	0
ウォッカ 30ml(29g)	70	0
ジン 30ml(29g)	82	0
ブランデー 30ml(29g)	69	0
紹興酒 30ml(30g)	38	0
日本酒・吟醸酒 180ml(179g)	186	0
日本酒・純米酒 180ml(180g)	185	0
日本酒・本醸造酒 180ml(180g)	193	0
焼酎・アルコール25% 200ml(194g)	283	0
焼酎・ソーダ割り（焼酎30ml・ソーダ120ml・レモン10g）	45	0
焼酎・お湯割り梅干し入り（焼酎80ml・湯120ml・梅干し15g）	117	2.2

カロリー・塩分つき INDEX

PART1 朝食
★クイックごはん献立、充実パン&シリアル献立、作りおき汁もの

肉
- 簡単豚汁（豚ロース薄切り肉） 142kcal 塩分 1.5g ……22
- 豚肉とザーサイの春雨スープ（豚もも薄切り肉） 141kcal 塩分 1.6g ……23

肉の加工品
- ウインナとかぶのスープ 138kcal 塩分 1.5g ……22
- ウインナとコーンのチーズトースト 297kcal 塩分 1.7g ……17
- ハムと小松菜の洋風雑炊 237kcal 塩分 1.6g ……15
- ハムとれんこんのカレースープ 130kcal 塩分 1.5g ……21

魚介の加工品
- オクラのみそ汁（削り節） 30kcal 塩分 1.1g ……12
- じゃことかぶのみそ汁 38kcal 塩分 1.3g ……13
- ツナとポテトのトマトスープ 145kcal 塩分 1.4g ……23

卵
- 温泉卵のっけご飯 325kcal 塩分 1.1g ……14
- 卵マヨのっけトースト 289kcal 塩分 1.5g ……16
- 豆乳フレンチトースト 266kcal 塩分 0.8g ……18
- 目玉焼き丼 320kcal 塩分 0.9g ……12
- ゆで卵とレタスのサラダ 105kcal 塩分 0.7g ……15

乳製品
- ウインナとコーンのチーズトースト（ピザ用チーズ） 297kcal 塩分 1.7g ……17
- シリアルのナッツ+ヨーグルトかけ 338kcal 塩分 0.3g ……19

大豆製品
- 厚揚げとしめじのみそ汁 136kcal 塩分 1.4g ……21
- 豆乳フレンチトースト 266kcal 塩分 0.8g ……18
- 豆腐、ごぼう、にんじんのみそ汁 141kcal 塩分 1.5g ……20
- 長いものせ納豆丼 304kcal 塩分 0.5g ……13

野菜
- ・オクラ
  - オクラのみそ汁 30kcal 塩分 1.1g ……12
- ・かぶ、かぶの葉
  - ウインナとかぶのスープ 138kcal 塩分 1.5g ……22
  - じゃことかぶのみそ汁 38kcal 塩分 1.3g ……13
- ・キャベツ
  - ハムとれんこんのカレースープ 130kcal 塩分 1.5g ……21
  - 目玉焼き丼 320kcal 塩分 0.9g ……12
- ・きゅうり
  - 卵マヨのっけトースト 289kcal 塩分 1.5g ……16
- ・ごぼう
  - 豆腐、ごぼう、にんじんのみそ汁 141kcal 塩分 1.5 ……20
- ・小松菜
  - ハムと小松菜の洋風雑炊 237kcal 塩分 1.6g ……15
- ・しょうが
  - オクラのみそ汁 30kcal 塩分 1.1g ……12
  - ジンジャーティー 2kcal 塩分 0g ……19
  - 豚肉とザーサイの春雨スープ 141kcal 塩分 1.6g ……23
- ・セロリ
  - ガスパチョ風トマトジュース 46kcal 塩分 0g ……17
- ・大根
  - 簡単豚汁 142kcal 塩分 1.5g ……22
- ・玉ねぎ
  - 簡単豚汁 142kcal 塩分 1.5g ……22
  - ツナとポテトのトマトスープ 145kcal 塩分 1.4g ……23
  - ハムとれんこんのカレースープ 130kcal 塩分 1.5g ……21
- ・長ねぎ
  - ウインナとかぶのスープ 138kcal 塩分 1.5g ……22
  - ハムと小松菜の洋風雑炊 237kcal 塩分 1.6g ……15
- ・にんじん
  - 簡単豚汁 142kcal 塩分 1.5g ……22
  - 豆腐、ごぼう、にんじんのみそ汁 141kcal 塩分 1.5g ……20
  - ベビーリーフとにんじんのサラダ 50kcal 塩分 0.4g ……16
- ・白菜
  - 豚肉とザーサイの春雨スープ 141kcal 塩分 1.6g ……23
- ・万能ねぎ
  - 長いものせ納豆丼 304kcal 塩分 0.5g ……13
- ・ピーマン
  - 温泉卵のっけご飯 325kcal 塩分 1.1g ……14
- ・プチトマト
  - 目玉焼き丼 320kcal 塩分 0.9g ……12
- ・ブロッコリー
  - ゆでブロッコリー 26kcal 塩分 0.2g ……18
- ・ベビーリーフ
  - ベビーリーフとにんじんのサラダ 50kcal 塩分 0.4g ……16
- ・みょうが
  - おぼろ昆布とみょうがのめんつゆスープ 11kcal 塩分 1.0g ……14
- ・もやし
  - 温泉卵のっけご飯 325kcal 塩分 1.1g ……14
- ・レタス
  - ゆで卵とレタスのサラダ 105kcal 塩分 0.7g ……15
- ・れんこん
  - ハムとれんこんのカレースープ 130kcal 塩分 1.5g ……21
- ・わけぎ
  - 厚揚げとしめじのみそ汁 136kcal 塩分 1.4g ……21

野菜の加工品
- ウインナとコーンのチーズトースト（パセリ＜乾燥＞） 297kcal 塩分 1.7g ……17
- ガスパチョ風トマトジュース 46kcal 塩分 0g ……17
- ツナとポテトのトマトスープ（オレガノ＜乾燥＞、トマトジュース） 145kcal 塩分 1.4g ……23
- 豚肉とザーサイの春雨スープ 141kcal 塩分 1.6g ……23

いも類
- ツナとポテトのトマトスープ 145kcal 塩分 1.4g ……23
- 長いものせ納豆丼 304kcal 塩分 0.5g ……13

海藻
- おぼろ昆布とみょうがのめんつゆスープ 11kcal 塩分 1.0g ……14

きのこ
- 厚揚げとしめじのみそ汁 136kcal 塩分 1.4g ……21

ナッツ
- シリアルのナッツ+ヨーグルトかけ（ミックスナッツ） 338kcal 塩分 0.3g ……19

果実、果実の加工品
- おぼろ昆布とみょうがのめんつゆスープ（梅肉） 11kcal 塩分 1.0g ……14
- オレンジ 46kcal 塩分 0g ……18

ご飯
- 温泉卵のっけご飯 325kcal 塩分 1.1g ……14
- 長いものせ納豆丼 304kcal 塩分 0.5g ……13
- ハムと小松菜の洋風雑炊 237kcal 塩分 1.6g ……15
- 目玉焼き丼 320kcal 塩分 0.9g ……12

食パン・シリアル
- ウインナとコーンのチーズトースト 297kcal 塩分 1.7g ……17
- シリアルのナッツ+ヨーグルトかけ 338kcal 塩分 0.3g ……19
- 卵マヨのっけトースト 289kcal 塩分 1.5g ……16
- 豆乳フレンチトースト 266kcal 塩分 0.8g ……18

春雨
- 豚肉とザーサイの春雨スープ 141kcal 塩分 1.6g ……23

★ソッコー朝食
- 甘栗+カフェオレ 165kcal 塩分 0.1g ……25
- キウイ+加糖ヨーグルト 142kcal 塩分 0.1g ……25
- バナナ+牛乳 223kcal 塩分 0.2g ……24
- プチトマト+三角チーズ+おかかのおにぎり 289kcal 塩分 1.1g ……25
- ゆで卵+ソルトクラッカー+トマトジュース 198kcal 塩分 1.1g ……24

PART2 昼食
★完璧おうちごはん

肉
- 牛肉とにらのオイスター焼きそば（牛もも薄切り肉） 426kcal 塩分 2.1g ……44
- 具だくさんつけそば（鶏もも肉） 404kcal 塩分 2.6g ……45
- ささ身とほうれん草のパスタ 413kcal 塩分 2.2g ……42
- ひき肉ともやしのドライカレー（豚ひき肉） 407kcal 塩分 1.8g ……40
- ひき肉のキムチチャーハン（豚ひき肉） 429kcal 塩分 1.8g ……36
- 豚肉と野菜のあんかけうどん（豚もも薄切り肉） 398kcal 塩分 2.3g ……43
- 焼き肉丼（牛焼き肉用肉） 428kcal 塩分 1.4g ……37

肉の加工品
- ハムとブロッコリーのリゾット 334kcal 塩分 1.8g ……41

<table>
<tr><td rowspan="2">魚介・魚介の加工品</td><td>あじのなめろうずし　406kcal 塩分 0.6g……………… 39</td></tr>
<tr><td>まぐたく丼（まぐろ）　378kcal 塩分 1.7g……………… 38
じゃこと大根のきんぴら　52kcal 塩分 0.3g……………… 43
ほうれん草のおかかあえ　26kcal 塩分 0.7g……………… 39</td></tr>
</table>

卵
ひき肉のキムチチャーハン　429kcal 塩分 1.8g……………… 36
ゆで卵とサニーレタスのヨーグルトサラダ　99kcal 塩分 0.6g……………… 41

乳製品
ささ身とほうれん草のパスタ（粉チーズ）　413kcal 塩分 2.2g……………… 42
ハムとブロッコリーのリゾット（ピザ用チーズ）　334kcal 塩分 1.8g……………… 41
ゆで卵とサニーレタスのヨーグルトサラダ（プレーンヨーグルト）
　99kcal 塩分 0.6g……………… 41

大豆製品
ひき肉ともやしのドライカレー（蒸し大豆）　407kcal 塩分 1.8g……………… 40

野菜
・オクラ
　まぐたく丼　378kcal 塩分 1.7g……………… 38
・貝割れ大根
　具だくさんつけそば　404kcal 塩分 2.6g……………… 45
・かぶ、かぶの葉
　かぶの塩レモン漬け　17kcal 塩分 0.4g……………… 37
・かぼちゃ
　焼き肉丼　428kcal 塩分 1.4g……………… 37
・キャベツ
　キャベツとコーンのサラダ　35kcal 塩分 0.3g……………… 40
　豚肉と野菜のあんかけうどん　398kcal 塩分 2.3g……………… 43
　焼き肉丼　428kcal 塩分 1.4g……………… 37
・きゅうり
　あじのなめろうずし　406kcal 塩分 1.8g……………… 39
　たたききゅうりの塩昆布あえ　19kcal 塩分 0.4g……………… 36
・クレソン
　ひき肉ともやしのドライカレー　407kcal 塩分 1.8g……………… 40
・小松菜
　小松菜ののり炒め　36kcal 塩分 0.4g……………… 45
・サニーレタス
　ゆで卵とサニーレタスのヨーグルトサラダ　99kcal 塩分 0.6g……………… 41
・サンチュ
　ひき肉のキムチチャーハン　429kcal 塩分 1.8g……………… 36
・しょうが
　あじのなめろうずし　406kcal 塩分 1.8g……………… 39
　牛肉とにらのオイスター焼きそば　426kcal 塩分 2.1g……………… 44
　ひき肉ともやしのドライカレー　407kcal 塩分 1.8g……………… 40
　豚肉と野菜のあんかけうどん　398kcal 塩分 2.3g……………… 43
・セロリ
　セロリのカレーピクルス　14kcal 塩分 0.3g……………… 44
・大根
　具だくさんつけそば　404kcal 塩分 2.6g……………… 45
　じゃこと大根のきんぴら　52kcal 塩分 0.3g……………… 43
・玉ねぎ
　ささ身とほうれん草のパスタ　413kcal 塩分 2.2g……………… 42
　ハムとブロッコリーのリゾット　334kcal 塩分 1.8g……………… 41
　ひき肉ともやしのドライカレー　407kcal 塩分 1.8g……………… 40
　ひき肉のキムチチャーハン　429kcal 塩分 1.8g……………… 36
　レタスとトマトのサラダ　37kcal 塩分 0.3g……………… 42
・青梗菜
　豚肉と野菜のあんかけうどん　398kcal 塩分 2.3g……………… 43
・トマト
　レタスとトマトのサラダ　37kcal 塩分 0.3g……………… 42
・長ねぎ
　あじのなめろうずし　406kcal 塩分 1.8g……………… 39
　牛肉とにらのオイスター焼きそば　426kcal 塩分 2.1g……………… 44
　具だくさんつけそば　404kcal 塩分 2.6g……………… 45
・にら
　牛肉とにらのオイスター焼きそば　426kcal 塩分 2.1g……………… 44
・にんじん
　豚肉と野菜のあんかけうどん　398kcal 塩分 2.3g……………… 43
・にんにく
　ささ身とほうれん草のパスタ　413kcal 塩分 2.2g……………… 42
・ピーマン
　焼き肉丼　428kcal 塩分 1.4g……………… 37

・ブロッコリー
　ハムとブロッコリーのリゾット　334kcal 塩分 1.8g……………… 41
　ブロッコリーの梅マヨあえ　52kcal 塩分 0.6g……………… 38
・ほうれん草
　ささ身とほうれん草のパスタ　413kcal 塩分 2.2g……………… 42
　ほうれん草のおかかあえ　26kcal 塩分 0.7g……………… 39
・水菜
　まぐたく丼　378kcal 塩分 1.7g……………… 38
・みょうが
　あじのなめろうずし　406kcal 塩分 1.8g……………… 39
・もやし
　ひき肉ともやしのドライカレー　407kcal 塩分 1.8g……………… 40
・レタス
　レタスとトマトのサラダ　37kcal 塩分 0.3g……………… 42

野菜の加工品
キャベツとコーンのサラダ　35kcal 塩分 0.3g……………… 40
ひき肉のキムチチャーハン　429kcal 塩分 1.8g……………… 36
まぐたく丼（たくあん）　378kcal 塩分 1.7g……………… 38

海藻
小松菜ののり炒め　36kcal 塩分 0.4g……………… 45
たたききゅうりの塩昆布あえ　19kcal 塩分 0.4g……………… 36

きのこ
具だくさんつけそば（生しいたけ）　404kcal 塩分 2.6g……………… 45
ささ身とほうれん草のパスタ（えのきだけ）　413kcal 塩分 2.2g……………… 42

ごま
あじのなめろうずし（白いりごま）　406kcal 塩分 1.8g……………… 39
焼き肉丼（白すりごま）　428kcal 塩分 1.4g……………… 37

果実・果実の加工品
かぶの塩レモン漬け　17kcal 塩分 0.4g……………… 37
ブロッコリーの梅マヨあえ（梅肉）　52kcal 塩分 0.6g……………… 38

ご飯
あじのなめろうずし　406kcal 塩分 1.8g……………… 39
ハムとブロッコリーのリゾット　334kcal 塩分 1.8g……………… 41
ひき肉ともやしのドライカレー　407kcal 塩分 1.8g……………… 40
ひき肉のキムチチャーハン　429kcal 塩分 1.8g……………… 36
まぐたく丼　378kcal 塩分 1.7g……………… 38
焼き肉丼　428kcal 塩分 1.4g……………… 37

麺
牛肉とにらのオイスター焼きそば　426kcal 塩分 2.1g……………… 44
具だくさんつけそば　404kcal 塩分 2.6g……………… 45
ささ身とほうれん草のパスタ　413kcal 塩分 2.2g……………… 42
豚肉と野菜のあんかけうどん　398kcal 塩分 2.3g……………… 43

★15分弁当

肉
チキンと野菜のカレー炒め（鶏胸肉）　167kcal 塩分 1.5g……………… 49
ナポリタン（豚もも薄切り肉）　431kcal 塩分 1.7g……………… 51
ひき肉と野菜の焼きうどん（鶏ひき肉）　434kcal 塩分 2.4g……………… 50
豚肉となすのケチャップ炒め（豚もも薄切り肉）　224kcal 塩分 1.5g……………… 48

肉の加工品
ハムと野菜のベーグルサンド　290kcal 塩分 1.6g……………… 52

魚介
めかじきの照り焼き　213kcal 塩分 1.3g……………… 46

魚介の加工品
アスパラガスの梅おかかあえ　24kcal 塩分 0.5g……………… 46
鮭フレーク入り卵焼き　169kcal 塩分 1.2g……………… 47
ツナマヨとチーズのマフィンサンド　371kcal 塩分 1.8g……………… 53

卵
鮭フレーク入り卵焼き　169kcal 塩分 1.2g……………… 47

乳製品
牛乳　137kcal 塩分 0.2g……………… 52
ツナマヨとチーズのマフィンサンド（スライスチーズ）　371kcal 塩分 1.8g……………… 53

野菜
・かぼちゃ
　かぼちゃとにんじんのきんぴら　69kcal 塩分 0.6g……………… 47
　ハムと野菜のベーグルサンド　290kcal 塩分 1.6g……………… 52
・カリフラワー
　チキンと野菜のカレー炒め　167kcal 塩分 1.5g……………… 49
・キャベツ
　キャベツのレモン漬け　13kcal 塩分 0.3g……………… 51

野菜

- グリーンアスパラガス
  - アスパラガスの梅おかかあえ　24kcal 塩分 0.5g ……… 46
- 小松菜
  - ひき肉と野菜の焼きうどん　434kcal 塩分 2.4g ……… 50
- さやいんげん
  - いんげんと玉ねぎのサラダ　63kcal 塩分 0.6g ……… 53
- しし唐辛子
  - めかじきの照り焼き　213kcal 塩分 1.3g ……… 46
- しょうが
  - ひき肉と野菜の焼きうどん　434kcal 塩分 2.4g ……… 50
  - 豚肉となすのケチャップ炒め　224kcal 塩分 1.5g ……… 48
- スナップえんどう
  - スナップえんどうの塩昆布あえ　24kcal 塩分 0.2g ……… 48
- セロリ
  - ツナマヨとチーズのマフィンサンド　371kcal 塩分 1.8g ……… 53
- 玉ねぎ
  - いんげんと玉ねぎのサラダ　63kcal 塩分 0.6g ……… 53
  - チキンと野菜のカレー炒め　167kcal 塩分 1.5g ……… 49
  - ナポリタン　431kcal 塩分 1.7g ……… 51
  - ひき肉と野菜の焼きうどん　434kcal 塩分 2.4g ……… 50
  - 豚肉となすのケチャップ炒め　224kcal 塩分 1.5g ……… 48
- 長ねぎ
  - めかじきの照り焼き　213kcal 塩分 1.3g ……… 46
- なす
  - 豚肉となすのケチャップ炒め　224kcal 塩分 1.5g ……… 48
- にんじん
  - かぼちゃとにんじんのきんぴら　69kcal 塩分 0.6g ……… 47
  - ナポリタン　431kcal 塩分 1.7g ……… 51
  - にんじんとコーンのサラダ　62kcal 塩分 0.5g ……… 49
- パセリ
  - ツナマヨとチーズのマフィンサンド　371kcal 塩分 1.8g ……… 53
- パプリカ
  - ひき肉と野菜の焼きうどん　434kcal 塩分 2.4g ……… 50
- 万能ねぎ
  - 鮭フレーク入り卵焼き　169kcal 塩分 1.2g ……… 47
- ピーマン
  - チキンと野菜のカレー炒め　167kcal 塩分 1.5g ……… 49
  - ナポリタン　431kcal 塩分 1.7g ……… 51
- ブロッコリー
  - ゆでブロッコリー　10kcal 塩分 0.1g ……… 47
  - ゆでブロッコリー　17kcal 塩分 0.1g ……… 52
- レタス
  - ハムと野菜のベーグルサンド　290kcal 塩分 1.6g ……… 52
- れんこん
  - めかじきの照り焼き　213kcal 塩分 1.3g ……… 46

野菜の加工品

- かぼちゃとにんじんのきんぴら（赤唐辛子）　69kca 塩分 0.6g ……… 47
- にんじんとコーンのサラダ　62kcal 塩分 0.5g ……… 49

海藻

- 鮭フレーク入り卵焼き（カットわかめ）　169kcal 塩分 1.2g ……… 47
- スナップえんどうの塩昆布あえ　24kcal 塩分 0.2g ……… 48

果実・果実の加工品

- アスパラガスの梅おかかあえ（梅肉）　24kcal 塩分 0.5g ……… 46
- キャベツのレモン漬け　13kcal 塩分 0.3g ……… 51

ご飯

- ゆかり粉ご飯　203kcal 塩分 0.2g ……… 46

麺

- ナポリタン（スパゲッティ）　431kcal 塩分 1.7g ……… 51
- ひき肉と野菜の焼きうどん　434kcal 塩分 2.4g ……… 50

パン

- ツナマヨとチーズのマフィンサンド　371kcal 塩分 1.8g ……… 53
- ハムと野菜のベーグルサンド　290kcal 塩分 1.6g ……… 52

★外食のとり方アドバイス

- コンビニ
  - サラダ＋鮭おにぎり＋加糖ヨーグルト＋お茶　459kcal 塩分 2.2g ……… 54
- そば屋
  - 肉そば＋わかめと長ねぎのトッピング　465kcal 塩分 4.2g ……… 56
- 中華料理屋
  - 肉野菜炒め定食　649kcal 塩分 2.9g ……… 57
- テイクアウト弁当
  - 幕の内弁当　506kcal 塩分 3.6g ……… 55
- ファミレス
  - 和風ハンバーグセット　633kcal 塩分 3.3g ……… 59
- 和食屋
  - お刺し身定食　456kcal 塩分 3.3g ……… 58

PART3 夕食

★250kcal 以下　メインおかず

- 鶏肉
  - ささ身の2色ごま焼き　236kcal 塩分 1.2g ……… 68
  - ささ身のマヨネーズソテー　232kcal 塩分 1.1g ……… 69
  - 鶏肉とブロッコリーの塩炒め（鶏胸肉）　233kcal 塩分 1.1g ……… 70
  - 鶏肉と野菜のレモン蒸し（鶏胸肉）　237kcal 塩分 1.4g ……… 73
  - 鶏肉のカレー焼き（鶏もも肉）　238kcal 塩分 1.2g ……… 72
  - 鶏肉のピカタ（鶏胸肉）　242kcal 塩分 1.2g ……… 71
- 豚肉
  - 豚しゃぶサラダ（豚ロース薄切り肉）　245kcal 塩分 1.1g ……… 74
  - 豚肉、卵、もやし炒め（豚もも薄切り肉）　249kcal 塩分 1.5g ……… 77
  - 豚肉の香味野菜巻き（豚ロース薄切り肉）　247kcal 塩分 1.0g ……… 75
  - 豚肉のしょうが焼き（豚もも薄切り肉）　238kcal 塩分 1.2g ……… 76
  - 豚肉の粒マスタードチーズ焼き（豚ヒレ肉）　246kcal 塩分 1.5g ……… 78
  - 豚ヒレフライ　238kcal 塩分 1.1g ……… 79
  - 洋風いり豆腐（豚もも薄切り肉）　237kcal 塩分 1.2g ……… 103

肉

- 牛肉
  - 牛肉と里いものごまみそ煮（牛もも薄切り肉）　249kcal 塩分 1.3g ……… 82
  - 牛肉と青梗菜のピリ辛炒め（牛もも薄切り肉）　247kcal 塩分 1.5g ……… 83
  - 牛肉とパプリカのオイスター炒め（牛もも薄切り肉）　246kcal 塩分 1.2g ……… 81
  - 牛肉とブロッコリーのケチャップ煮（牛もも薄切り肉）　238kcal 塩分 1.5g ……… 84
  - ステーキサラダ（牛もも肉）　240kcal 塩分 1.3g ……… 80
  - 肉豆腐（牛もも薄切り肉）　249kcal 塩分 1.6g ……… 105
  - ゆで牛肉、にら、えのきのしゃぶしゃぶサラダ（牛もも薄切り肉）　238kcal 塩分 1.4g ……… 85
- ひき肉
  - えのきと青梗菜のひき肉あんかけ（鶏ひき肉）　237kcal 塩分 1.4g ……… 90
  - キャベツ入りハンバーグ（合いびき肉）　244kcal 塩分 1.3g ……… 87
  - 豆腐ステーキ（鶏ひき肉）　244kcal 塩分 1.3g ……… 104
  - ひき肉と高菜の中華炒め（豚ひき肉）　232kcal 塩分 1.4g ……… 91
  - ひき肉の玉ねぎサンド焼き（豚ひき肉）　250kcal 塩分 1.4g ……… 88
  - みそ味ひき肉じゃが（鶏ひき肉）　244kcal 塩分 1.3g ……… 86
  - れんこん入りひき肉の水ギョーザ　250kcal 塩分 1.4g ……… 89

肉の加工品

- ゴーヤーチャンプルー（ロースハム）　242kcal 塩分 1.2g ……… 102
- 大豆、ソーセージ、野菜のピリ辛炒め　236kcal 塩分 1.3g ……… 106
- たこ、ベーコン、プチトマトの炒めもの　239kcal 塩分 1.2g ……… 101

魚介

- あさりと厚揚げの蒸し煮　235kcal 塩分 1.6g ……… 100
- あじの中華風刺し身　245kcal 塩分 1.5g ……… 94
- いわしのソテー フレッシュトマトソース　244kcal 塩分 1.4g ……… 95
- かつおのカルパッチョ　234kcal 塩分 1.2g ……… 92
- 鮭のマヨパン粉焼き　242kcal 塩分 1.1g ……… 98
- さばのごま味焼き　242kcal 塩分 1.4g ……… 96
- たこ、ベーコン、プチトマトの炒めもの　239kcal 塩分 1.2g ……… 101
- たらと野菜のホイル焼き　233kcal 塩分 1.7g ……… 99
- まぐろと長いものキムチ炒め　235kcal 塩分 1.3g ……… 93
- めかじきと野菜のカシューナッツ炒め　244kcal 塩分 1.4g ……… 97

魚介の加工品

- おから、ちくわ、にんじんのいり煮　244kcal 塩分 1.5g ……… 107
- ゴーヤーチャンプルー（削り節）　242kcal 塩分 1.2g ……… 102

卵

- おから、ちくわ、にんじんのいり煮　244kcal 塩分 1.5g ……… 107
- ゴーヤーチャンプルー　242kcal 塩分 1.2g ……… 102
- 鶏肉のピカタ　242kcal 塩分 1.2g ……… 71
- 豚肉、卵、もやし炒め　249kcal 塩分 1.5g ……… 77

大豆製品

- あさりと厚揚げの蒸し煮　235kcal 塩分 1.6g ……… 100
- おから、ちくわ、にんじんのいり煮　244kcal 塩分 1.5g ……… 107
- ゴーヤーチャンプルー（木綿豆腐）　242kcal 塩分 1.2g ……… 102

大豆製品

大豆、ソーセージ、野菜のピリ辛炒め　236kcal 塩分 1.3g …… 106
豆腐ステーキ（木綿豆腐）　244kcal 塩分 1.3g …… 104
肉豆腐（木綿豆腐）　249kcal 塩分 1.6g …… 105
洋風いり豆腐（木綿豆腐）　237kcal 塩分 1.2g …… 103

チーズ

豚肉の粒マスタードチーズ焼き（ピザ用チーズ）　246kcal 塩分 1.5g …… 78

野菜

・青じそ
豚肉の香味野菜巻き　247kcal 塩分 1.0g …… 75
・赤ピーマン、ピーマン
ささ身の2色ごま焼き　236kcal 塩分 1.2g …… 68
大豆、ソーセージ、野菜のピリ辛炒め　236kcal 塩分 1.3g …… 106
ひき肉の玉ねぎサンド焼き　250kcal 塩分 1.4g …… 88
豚肉のしょうが焼き　238kcal 塩分 1.2g …… 76
めかじきと野菜のカシューナッツ炒め　244kcal 塩分 1.4g …… 97
・オクラ
豚しゃぶサラダ　245kcal 塩分 1.1g …… 74
・かぶ、かぶの葉
さばのごま塩焼き　242kcal 塩分 1.4g …… 96
豚肉の粒マスタードチーズ焼き　246kcal 塩分 1.5g …… 78
・かぼちゃ
たらと野菜のホイル焼き　233kcal 塩分 1.7g …… 99
・キャベツ
キャベツ入りハンバーグ　244kcal 塩分 1.3g …… 87
たらと野菜のホイル焼き　233kcal 塩分 1.7g …… 99
豚肉の香味野菜巻き　247kcal 塩分 1.0g …… 75
豚肉のしょうが焼き　238kcal 塩分 1.2g …… 76
・グリーンアスパラガス
鮭のマヨパン粉焼き　242kcal 塩分 1.1g …… 98
ささ身のマヨネーズソテー　232kcal 塩分 1.1g …… 69
・クレソン
キャベツ入りハンバーグ　244kcal 塩分 1.3g …… 87
・ゴーヤー
ゴーヤーチャンプルー　242kcal 塩分 1.2g …… 102
・小松菜
あさりと厚揚げの蒸し煮　235kcal 塩分 1.6g …… 100
鶏肉と野菜のレモン蒸し　237kcal 塩分 1.4g …… 73
・サニーレタス
牛肉とパプリカのオイスター炒め　246kcal 塩分 1.2g …… 81
・さやいんげん
みそ味ひき肉じゃが　244kcal 塩分 1.3g …… 86
・サラダ菜
鶏肉のカレー焼き　238kcal 塩分 1.2g …… 72
ひき肉と高菜の中華炒め　232kcal 塩分 1.4g …… 91
・シャンツァイ
あじの中華風刺し身　245kcal 塩分 1.5g …… 94
れんこん入りひき肉の水ギョーザ　250kcal 塩分 1.4g …… 89
・しょうが
あさりと厚揚げの蒸し煮　235kcal 塩分 1.6g …… 100
えのきと青梗菜のひき肉あんかけ　237kcal 塩分 1.4g …… 90
牛肉と青梗菜のピリ辛炒め　247kcal 塩分 1.5g …… 83
牛肉とパプリカのオイスター炒め　246kcal 塩分 1.2g …… 81
豆腐ステーキ　244kcal 塩分 1.3g …… 104
ひき肉の玉ねぎサンド焼き　250kcal 塩分 1.4g …… 88
豚肉の香味野菜巻き　247kcal 塩分 1.0g …… 75
豚肉のしょうが焼き　238kcal 塩分 1.2g …… 76
めかじきと野菜のカシューナッツ炒め　244kcal 塩分 1.4g …… 97
・ズッキーニ
鶏肉のピカタ　242kcal 塩分 1.2g …… 71
・セロリ
いわしのソテー フレッシュトマトソース　244kcal 塩分 1.4g …… 95
牛肉と青梗菜のピリ辛炒め　247kcal 塩分 1.5g …… 83
たこ、ベーコン、プチトマトの炒めもの　239kcal 塩分 1.2g …… 101
ひき肉と高菜の中華炒め　232kcal 塩分 1.4g …… 91
・玉ねぎ、紫玉ねぎ
あじの中華風刺し身　245kcal 塩分 1.5g …… 94
いわしのソテー フレッシュトマトソース　244kcal 塩分 1.4g …… 95
かつおのカルパッチョ　234kcal 塩分 1.2g …… 92
キャベツ入りハンバーグ　244kcal 塩分 1.3g …… 87
牛肉とパプリカのオイスター炒め　246kcal 塩分 1.2g …… 81

牛肉とブロッコリーのケチャップ煮　238kcal 塩分 1.5g …… 84
ささ身の2色ごま焼き　236kcal 塩分 1.2g …… 68
大豆、ソーセージ、野菜のピリ辛炒め　236kcal 塩分 1.3g …… 106
ひき肉の玉ねぎサンド焼き　250kcal 塩分 1.4g …… 88
洋風いり豆腐　237kcal 塩分 1.2g …… 103
・青梗菜
えのきと青梗菜のひき肉あんかけ　237kcal 塩分 1.4g …… 90
牛肉と青梗菜のピリ辛炒め　247kcal 塩分 1.5g …… 83
・トマト
いわしのソテー フレッシュトマトソース　244kcal 塩分 1.4g …… 95
鶏肉のカレー焼き　238kcal 塩分 1.2g …… 72
・長ねぎ
おから、ちくわ、にんじんのいり煮　244kcal 塩分 1.5g …… 107
たらと野菜のホイル焼き　233kcal 塩分 1.7g …… 99
豆腐ステーキ　244kcal 塩分 1.3g …… 104
鶏肉とブロッコリーの塩炒め　233kcal 塩分 1.1g …… 70
鶏肉と野菜のレモン蒸し　237kcal 塩分 1.4g …… 73
みそ味ひき肉じゃが　244kcal 塩分 1.3g …… 86
めかじきと野菜のカシューナッツ炒め　244kcal 塩分 1.4g …… 97
れんこん入りひき肉の水ギョーザ　250kcal 塩分 1.4g …… 89
・なす
豆腐ステーキ　244kcal 塩分 1.3g …… 104
・にら
豚肉、卵、もやし炒め　249kcal 塩分 1.5g …… 77
ゆで牛肉、にら、えのきのしゃぶしゃぶサラダ　238kcal 塩分 1.4g …… 85
・にんじん
おから、ちくわ、にんじんのいり煮　244kcal 塩分 1.5g …… 107
牛肉と里いものごまみそ煮　249kcal 塩分 1.3g …… 82
鶏肉のピカタ　242kcal 塩分 1.2g …… 71
豚ヒレフライ　238kcal 塩分 1.1g …… 79
・にんにく
たこ、ベーコン、プチトマトの炒めもの　239kcal 塩分 1.2g …… 101
・パセリ
鮭のマヨパン粉焼き　242kcal 塩分 1.1g …… 98
・パプリカ
牛肉とパプリカのオイスター炒め　246kcal 塩分 1.2g …… 81
豚肉の粒マスタードチーズ焼き　246kcal 塩分 1.5g …… 78
・万能ねぎ
牛肉と里いものごまみそ煮　249kcal 塩分 1.3g …… 82
ひき肉の玉ねぎサンド焼き　250kcal 塩分 1.4g …… 88
豚肉の香味野菜巻き　247kcal 塩分 1.0g …… 75
・プチトマト
キャベツ入りハンバーグ　244kcal 塩分 1.3g …… 87
たこ、ベーコン、プチトマトの炒めもの　239kcal 塩分 1.2g …… 101
豚しゃぶサラダ　245kcal 塩分 1.1g …… 74
・ブロッコリー
牛肉とブロッコリーのケチャップ煮　238kcal 塩分 1.5g …… 84
鶏肉とブロッコリーの塩炒め　233kcal 塩分 1.1g …… 70
・ブロッコリースプラウト
ステーキサラダ　240kcal 塩分 1.3g …… 80
・ベビーリーフ
かつおのカルパッチョ　234kcal 塩分 1.2g …… 92
ステーキサラダ　240kcal 塩分 1.3g …… 80
・水菜
豚ヒレフライ　238kcal 塩分 1.1g …… 79
まぐろと長いものキムチ炒め　235kcal 塩分 1.3g …… 93
・みょうが
あじの中華風刺し身　245kcal 塩分 1.5g …… 94
豚肉の香味野菜巻き　247kcal 塩分 1.0g …… 75
・もやし
ゴーヤーチャンプルー　242kcal 塩分 1.2g …… 102
豚肉、卵、もやし炒め　249kcal 塩分 1.5g …… 77
れんこん入りひき肉の水ギョーザ　250kcal 塩分 1.4g …… 89
・レタス
豚しゃぶサラダ　245kcal 塩分 1.1g …… 74
・れんこん
さばのごま塩焼き　242kcal 塩分 1.4g …… 96
れんこん入りひき肉の水ギョーザ　250kcal 塩分 1.4g …… 89
・わけぎ
肉豆腐　249kcal 塩分 1.6g …… 105

野菜の加工品	ひき肉と高菜の中華炒め　232kcal 塩分 1.4g	91
	まぐろと長いものキムチ炒め　235kcal 塩分 1.3g	93
	めかじきと野菜のカシューナッツ炒め（ゆでたけのこ）　244kcal 塩分 1.4g	97
	洋風いり豆腐（ミックスベジタブル）　237kcal 塩分 1.2g	103

いも類	牛肉と里いものごまみそ煮　249kcal 塩分 1.3g	82
	ささ身のマヨネーズソテー（じゃがいも）　232kcal 塩分 1.1g	69
	まぐろと長いものキムチ炒め　235kcal 塩分 1.3g	93
	みそ味ひき肉じゃが　244kcal 塩分 1.3g	86

| 海藻 | 鶏肉と野菜のレモン蒸し（昆布）　237kcal 塩分 1.4g | 73 |

きのこ	えのきと青梗菜のひき肉あんかけ　237kcal 塩分 1.4g	90
	牛肉とブロッコリーのケチャップ煮（まいたけ）　238kcal 塩分 1.5g	84
	鶏肉と野菜のレモン蒸し（生しいたけ）　237kcal 塩分 1.4g	73
	肉豆腐（まいたけ）　249kcal 塩分 1.6g	105
	ひき肉と高菜の中華炒め（生しいたけ）　232kcal 塩分 1.4g	91
	ゆで牛肉、にら、えのきのしゃぶしゃぶサラダ　238kcal 塩分 1.4g	85
	洋風いり豆腐（しめじ）　237kcal 塩分 1.2g	103

| ナッツ | あじの中華風刺し身（いりピーナッツ）　245kcal 塩分 1.5g | 94 |
| | めかじきと野菜のカシューナッツ炒め　244kcal 塩分 1.4g | 97 |

ごま	牛肉と里いものごまみそ煮（白すりごま）　249kcal 塩分 1.3g	82
	ささ身の2色ごま焼き（白いりごま、黒いりごま）　236kcal 塩分 1.2g	68
	さばのごま塩焼き（白いりごま）　242kcal 塩分 1.4g	96
	ゆで牛肉、にら、えのきのしゃぶしゃぶサラダ（白いりごま）　238kcal 塩分 1.4g	85

果実	ささ身の2色ごま焼き（レモン）　236kcal 塩分 1.2g	68
	さばのごま塩焼き（すだち）　242kcal 塩分 1.4g	96
	鶏肉と野菜のレモン蒸し　237kcal 塩分 1.4g	73

| ギョーザの皮 | れんこん入りひき肉の水ギョーザ　250kcal 塩分 1.4g | 89 |

★100kcal以下　サブおかず①

肉	じゃがいもとひき肉のスープ（鶏ひき肉）　91kcal 塩分 1.0g	122
	にら、豚肉、キムチのみそ汁（豚ロース薄切り肉）　89kcal 塩分 1.4g	117
	わかめとひき肉のスープ（豚ひき肉）　88kcal 塩分 1.0g	122

| 肉の加工品 | カリフラワーとベーコンのスープ　97kcal 塩分 1.3g | 121 |
| | キャベツとトマトのスープ（ウインナソーセージ）　100kcal 塩分 1.2g | 123 |

魚介の加工品	キャベツとさつま揚げのめんつゆ煮　81kcal 塩分 1.1g	115
	ゴーヤーと桜えびの炒めもの　92kcal 塩分 0.8g	114
	大根とあさり缶のスープ　93kcal 塩分 1.2g	123
	長いものタラモサラダ（たらこ）　81kcal 塩分 0.9g	115
	なすのおかか風味　84kcal 塩分 0.6g	109
	ブロッコリーとじゃこの炒めもの　82kcal 塩分 0.6g	108

大豆製品	おからのカレースープ（豆乳）　98kcal 塩分 1.1g	120
	絹さやと油揚げのみそ汁　85kcal 塩分 1.3g	119
	なすと厚揚げのみそ汁　98kcal 塩分 1.3g	116
	水菜と油揚げの煮もの　83kcal 塩分 0.9g	110
	れんこんと豆腐のごまみそ汁（木綿豆腐）　99kcal 塩分 1.3g	117

| 牛乳 | レタス入りミルクスープ　87kcal 塩分 1.1g | 120 |

野菜	・かぶ、かぶの葉	
	かぶの黒ごまあえ　79kcal 塩分 0.8g	112
	・かぼちゃ	
	かぼちゃのみそ汁　88kcal 塩分 1.3g	119
	・カリフラワー	
	カリフラワーとベーコンのスープ　97kcal 塩分 1.3g	121
	・絹さや	
	絹さやと油揚げのみそ汁　85kcal 塩分 1.3g	119
	・キャベツ	
	キャベツとさつま揚げのめんつゆ煮　81kcal 塩分 1.1g	115
	キャベツとトマトのスープ　100kcal 塩分 1.2g	123
	・きゅうり	
	きゅうりとコーンのマヨあえ　80kcal 塩分 0.6g	110
	里いもときゅうりのわさびマヨあえ　80kcal 塩分 0.4g	112
	長いものタラモサラダ　81kcal 塩分 0.9g	115
	・ゴーヤー	
	ゴーヤーと桜えびの炒めもの　92kcal 塩分 0.8g	114
	・ごぼう	
	ごぼうとにんじんのきんぴら　82kcal 塩分 0.8g	111
	・小松菜	
	里いもと小松菜のみそ汁　81kcal 塩分 1.3g	118
	・さやいんげん	
	長いもといんげんのみそ汁　84kcal 塩分 1.3g	116
	・春菊	
	きのこ入り春雨スープ　86kcal 塩分 1.0g	121
	・しょうが	
	キャベツとさつま揚げのめんつゆ煮　81kcal 塩分 1.1g	115
	じゃがいもとひき肉のスープ　91kcal 塩分 1.0g	122
	大根とあさり缶のスープ　93kcal 塩分 1.2g	123
	・大根	
	大根とあさり缶のスープ　93kcal 塩分 1.2g	123
	・玉ねぎ	
	おからのカレースープ　98kcal 塩分 1.1g	120
	カリフラワーとベーコンのスープ　97kcal 塩分 1.3g	121
	絹さやと油揚げのみそ汁　85kcal 塩分 1.3g	119
	キャベツとトマトのスープ　100kcal 塩分 1.2g	123
	じゃがいもと玉ねぎのみそ汁　82kcal 塩分 1.3g	118
	玉ねぎの梅炒め　82kcal 塩分 0.6g	113
	レタス入りミルクスープ　87kcal 塩分 1.1g	120
	・青梗菜	
	青梗菜のザーサイ炒め　81kcal 塩分 0.7g	113
	・トマト	
	キャベツとトマトのスープ　100kcal 塩分 1.2g	123
	・長ねぎ	
	かぼちゃのみそ汁　88kcal 塩分 1.3g	119
	きのこ入り春雨スープ　86kcal 塩分 1.0g	121
	わかめとひき肉のスープ　88kcal 塩分 1.0g	122
	・なす	
	なすと厚揚げのみそ汁　98kcal 塩分 1.3g	116
	なすのおかか風味　84kcal 塩分 0.6g	109
	・にら	
	にら、豚肉、キムチのみそ汁　89kcal 塩分 1.4g	117
	・にんじん	
	ごぼうとにんじんのきんぴら　82kcal 塩分 0.8g	111
	白菜とにんじんのコールスローサラダ　81kcal 塩分 0.7g	114
	・白菜	
	白菜とにんじんのコールスローサラダ　81kcal 塩分 0.7g	114
	・ピーマン	
	じゃがいもとピーマンのオイスター炒め　87kcal 塩分 0.5g	109
	・ブロッコリー	
	ブロッコリーとじゃこの炒めもの　82kcal 塩分 0.6g	108
	・水菜	
	水菜と油揚げの煮もの　83kcal 塩分 0.9g	110
	・みょうが	
	なすと厚揚げのみそ汁　98kcal 塩分 1.3g	116
	・レタス	
	レタス入りミルクスープ　87kcal 塩分 1.1g	120
	・れんこん	
	れんこんと豆腐のごまみそ汁　99kcal 塩分 1.3g	117

野菜の加工品	きゅうりとコーンのマヨあえ　80kcal 塩分 0.6g	110
	ごぼうとにんじんのきんぴら（赤唐辛子）　82kcal 塩分 0.8g	111
	大根とあさり缶のスープ（ゆで枝豆）　93kcal 塩分 1.2g	123
	青梗菜のザーサイ炒め　81kcal 塩分 0.7g	113
	にら、豚肉、キムチのみそ汁　89kcal 塩分 1.4g	117

| 果実・果実の加工品 | 玉ねぎの梅炒め（梅肉）　82kcal 塩分 0.6g | 113 |
| | 長いもの梅あえ（梅肉）　81kcal 塩分 0.8g | 108 |

| いも類 | 里いもときゅうりのわさびマヨあえ　80kcal 塩分 0.4g | 112 |
| | 里いもと小松菜のみそ汁　81kcal 塩分 1.3g | 118 |

| いも類 | じゃがいもと玉ねぎのみそ汁　82kcal 塩分 1.3g ……… 118
じゃがいもとピーマンのオイスター炒め　87kcal 塩分 0.5g ……… 109
じゃがいもとひき肉のスープ　91kcal 塩分 1.0g ……… 122
じゃがいもの甘辛煮　84kcal 塩分 0.6g ……… 111
長いもといんげんのみそ汁　84kcal 塩分 1.3g ……… 116
長いもの梅あえ　81kcal 塩分 0.8g ……… 108
長いものタラモサラダ　81kcal 塩分 0.9g ……… 115

| 海藻 | じゃがいもとひき肉のスープ（焼きのり）　91kcal 塩分 1.0g ……… 122
わかめとひき肉のスープ　88kcal 塩分 1.0g ……… 122

| きのこ | きのこ入り春雨スープ（エリンギ）　86kcal 塩分 1.0g ……… 121

| ごま | かぶの黒ごまあえ（黒すりごま）　79kcal 塩分 0.8g ……… 112
れんこんと豆腐のごまみそ汁（白すりごま）
　　　99kcal 塩分 1.3g ……… 117

| 春雨 | きのこ入り春雨スープ　86kcal 塩分 1.0g ……… 121

★50kcal 以下　サブおかず ②

| 肉の加工品 | にらとハムの辛子あえ　33kcal 塩分 0.7g ……… 134

| 魚介の加工品 | アスパラガスとちくわのさっと煮　37kcal 塩分 0.7g ……… 129
オニオンスライスの鮭フレークあえ　38kcal 塩分 0.4g ……… 125
大根とかにかまのサラダ　33kcal 塩分 0.5g ……… 130
ちぎりレタスのおかかサラダ　31kcal 塩分 0.5g ……… 131
なすのたらこあえ　32kcal 塩分 0.7g ……… 133
ピーマンのおかかじょうゆ　35kcal 塩分 0.6g ……… 127
ほうれん草のしらすあえ　30kcal 塩分 0.7g ……… 128

| 油揚げ | 小松菜と油揚げのポン酢あえ　35kcal 塩分 0.6g ……… 132

| 野菜 |
・青じそ
トマトと青じそのレモンあえ　34kcal 塩分 0.4g ……… 126
なすのたらこあえ　32kcal 塩分 0.7g ……… 133
・オクラ
オクラののりのつくだ煮あえ　33kcal 塩分 0.6g ……… 135
・かぶ、かぶの葉
かぶのオリーブ油あえ　34kcal 塩分 0.3g ……… 132
・カリフラワー
カリフラワーのピクルス　30kcal 塩分 0.5g ……… 127
・キャベツ
キャベツの粒マスタードあえ　32kcal 塩分 0.2g ……… 126
・きゅうり
たたききゅうりの黒ごまあえ　30kcal 塩分 0.3g ……… 131
・グリーンアスパラガス
アスパラガスとちくわのさっと煮　37kcal 塩分 0.7g ……… 129
・小松菜
小松菜と油揚げのポン酢あえ　35kcal 塩分 0.6g ……… 132
・さやいんげん
いんげんのオイスターマヨあえ　41kcal 塩分 0.4g ……… 133
・ズッキーニ
ズッキーニの塩昆布あえ　33kcal 塩分 0.5g ……… 128
・セロリ
セロリのはちみつレモン漬け　32kcal 塩分 0.3g ……… 129
・大根
大根とかにかまのサラダ　33kcal 塩分 0.5g ……… 130
・玉ねぎ
オニオンスライスの鮭フレークあえ　38kcal 塩分 0.4g ……… 125
・青梗菜
青梗菜のごまめんつゆあえ　31kcal 塩分 0.7g ……… 124
・豆苗
豆苗のにんにく炒め　40kcal 塩分 0.3g ……… 125
・トマト
トマトと青じそのレモンあえ　34kcal 塩分 0.4g ……… 126
・なす
なすのたらこあえ　32kcal 塩分 0.7g ……… 133
・にら
にらとハムの辛子あえ　33kcal 塩分 0.7g ……… 134

・にんじん
にんじんのナムル　34kcal 塩分 0.3g ……… 124
・にんにく
豆苗のにんにく炒め　40kcal 塩分 0.3g ……… 125
・白菜
白菜のさっと煮　32kcal 塩分 0.7g ……… 134
・ピーマン
ピーマンのおかかじょうゆ　35kcal 塩分 0.6g ……… 127
・ブロッコリー
ブロッコリーのおひたし　39kcal 塩分 0.3g ……… 130
・ほうれん草
ほうれん草のしらすあえ　30kcal 塩分 0.7g ……… 128
・みょうが
ちぎりレタスのおかかサラダ　31kcal 塩分 0.5g ……… 131
・もやし
もやしのザーサイあえ　33kcal 塩分 0.7g ……… 135
・レタス
ちぎりレタスのおかかサラダ　31kcal 塩分 0.5g ……… 131

| 野菜の加工品 | もやしのザーサイあえ　33kcal 塩分 0.7g ……… 135

| 果実・果実の加工品 | セロリのはちみつレモン漬け　32kcal 塩分 0.3g ……… 129
トマトと青じそのレモンあえ　34kcal 塩分 0.4g ……… 126

| 海藻 | オクラののりのつくだ煮あえ　33kcal 塩分 0.6g ……… 135
ズッキーニの塩昆布あえ　33kcal 塩分 0.5g ……… 128

| ごま | ズッキーニの塩昆布あえ（白いりごま）　33kcal 塩分 0.5g ……… 128
たたききゅうりの黒ごまあえ（黒すりごま）　30kcal 塩分 0.3g ……… 131
青梗菜のごまめんつゆあえ（白すりごま）　31kcal 塩分 0.7g ……… 124

PART4 ダイエットQ&A

・夕食が遅くなったときの食事
牛肉と野菜の炒めもの　205kcal 塩分 1.5g ……… 146
豚しゃぶと豆腐のサラダ　206kcal 塩分 1.6g ……… 146
・手作りラーメン
肉野菜炒めのせラーメン　562kcal 塩分 3.5g ……… 148

COLUMN あまったカロリーで食べられます。

・30kcal 以下の作りおきおかず
糸こんにゃくの明太子あえ　20kcal 塩分 0.6g ……… 31
えのきのおかかじょうゆ炒め　28kcal 塩分 0.7g ……… 27
エリンギのアンチョビー炒め　27kcal 塩分 0.5g ……… 26
キャベツのおかかサラダ　29kcal 塩分 0.5g ……… 33
切り昆布のしょうが炒め　29kcal 塩分 0.8g ……… 29
こんにゃくのカレーめんつゆ煮　20kcal 塩分 0.8g ……… 30
こんにゃくのみそしょうが煮　27kcal 塩分 0.6g ……… 31
しいたけのピクルス　19kcal 塩分 0.3g ……… 27
しめじの梅あえ　21kcal 塩分 0.5g ……… 27
しらたきと小松菜のスープ煮　18kcal 塩分 0.3g ……… 30
しらたきと長ねぎの炒めもの　27kcal 塩分 0.7g ……… 30
大根のごま酢漬け　24kcal 塩分 0.6g ……… 32
にんじんサラダ　29kcal 塩分 0.5g ……… 32
ピーマンのナムル　23kcal 塩分 0.5g ……… 32
ひじきとにんじんのめんつゆ煮　25kcal 塩分 0.9g ……… 28
プチトマトのザーサイあえ　27kcal 塩分 0.5g ……… 33
まいたけのゆずこしょう炒め　23kcal 塩分 0.1g ……… 26
めかぶと長いものポン酢あえ　22kcal 塩分 0.9g ……… 28
もずくのマスタードしょうゆあえ　16kcal 塩分 1.1g ……… 28
わかめとピーマンの炒めもの　27kcal 塩分 0.7g ……… 29
・80kcal 以下の手作りおやつ
甘酒ヨーグルト　80kcal 塩分 0.1g ……… 61
キウイと青じそのシャーベット　64kcal 塩分 0g ……… 61
ジンジャーオレンジゼリー　62kcal 塩分 0g ……… 60
・50kcal 以下のお手軽おやつ
アーモンド　48kcal 塩分 0g ……… 63
くるみ　48kcal 塩分 0g ……… 62
ジンジャーシナモンティー　38kcal 塩分 0.1g ……… 62
なし　43kcal 塩分 0g ……… 63
メロン　42kcal 塩分 0g ……… 63

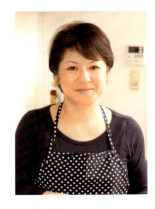

今泉久美　いまいずみくみ

女子栄養大学卒業。栄養士、料理研究家、女子栄養大学栄養クリニック特別講師。書籍、雑誌、講演、テレビなど多方面で活躍中。身近な素材で作る、簡単、ヘルシー、おいしい料理にファンも多い。著書に『盛るだけ！女子栄養大学のダイエットプレート』（西東社）、『コツコツと小さなワザを積んでダイエット』（文化出版局）など多数。

ホームページ
http://www.imaizumi-kumi.com

撮影／榎本 修
アートディレクション／大藪胤美（フレーズ）
デザイン／横地綾子
イラスト／若山りえこ
取材協力／春日千加子（女子栄養大学栄養クリニック）
校正／木串かつこ
構成・編集／園田聖絵（FOODS FREAKS）
企画・編集／端 香里（朝日新聞出版　生活・文化編集部）

参考文献
『いつも食べる量のエネルギーがひと目でわかる エネルギー早わかり』
『いつも食べる量の塩分がひと目でわかる 塩分早わかり』
『調理のためのベーシックデータ』（すべて女子栄養大学出版部）

1日1400kcal以下の満腹ダイエットごはん

編　集	朝日新聞出版
発行者	片桐圭子
発行所	朝日新聞出版

〒104-8011　東京都中央区築地5-3-2
電話（03）5541-8996（編集）
　　（03）5540-7793（販売）

印刷所　大日本印刷株式会社

©2015　Asahi Shimbun Publications Inc.
Published in Japan by Asahi Shimbun Publications Inc.
ISBN 978-4-02-333018-4

定価はカバーに表示してあります

落丁・乱丁の場合は弊社業務部（電話03-5540-7800）へご連絡ください。送料弊社負担にてお取り替えいたします。

本書および本書の付属物を無断で複写、複製（コピー）、引用することは著作権法上での例外を除き禁じられています。また代行業者等の第三者に依頼してスキャンやデジタル化することは、たとえ個人や家庭内の利用であっても一切認められておりません。